하루 물 2L로
허리통증 없애기

일러두기

의학 용어는 〈대한의사협회 의학용어집 제6판〉에서 통용되는 표기를 최대한 따랐습니다.

다카하시 요헤이 지음

우메쓰 히로시 감수

박제이 옮김

하루 물 2L로 허리통증 없애기

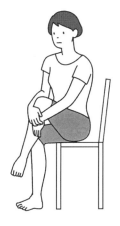

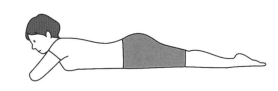

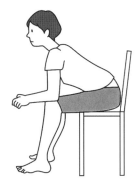

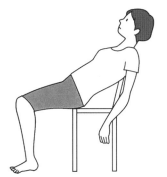

라라

머리말

◉ 머리말– 1만 명의 허리통증을 치료한 내가 '물'을 추천하는 이유

허리통증과 물, 무슨 상관이 있지?
당신은 의아해하며 이 책을 손에 집어 들었을 것입니다.

처음 뵙겠습니다. 저는 일본 사이타마현 야시오시(八潮市) 등 세 곳에서 접골원을 운영하는 다카하시 요헤이(高橋洋平)라고 합니다. 접골원에는 젊은 이부터 중장년층까지, 허리통증으로 고생하는 수많은 분이 찾아옵니다. 그도 그럴 것이 후생노동성[1] 연구반의 조사에 따르면 일본인의 약 네다섯 명 중 한 명에 해당하는 2800만 명이나 되는 사람들(한국인은 20세 이상 성인 인구 중 15.4%)[2]이 허리통증을 느낀다고 합니다.

허리통증이 골치 아픈 이유는 완전히 치료되지 않고 반복되기 때문입니다. 병원에서 검사를 받아도 80% 이상은 원인을 찾을 수 없다는 진단을 받습니다. 통증이 심할 때 병원 같은 곳에 다니면 당장은 좋아지지만, 조금 지나면 다시 통증이 생깁니다.

---

1 한국 보건복지부와 비슷한 역할을 하는 부처
2 출처: 질병관리청 국가건강정보포털 건강정보 '요통' 참조

'이제 죽을 때까지 허리통증을 느끼며 사는 걸까'라는 생각에 우울감에 빠지고 불안해하는 환자도 있습니다. '책상에서 일하는 건 다른 사람들도 마찬가지인데 왜 나만 허리가 아프지?'라고 의문을 품는 환자도 있습니다.

왜 허리통증의 원인을 찾아낼 수 없을까요? 답은 간단합니다. 통증은 그 자체가 원인이 아니기 때문입니다. 일상생활 속에 허리통증이 발생하기 쉬운 습관이 여럿 겹쳐 있습니다. 그러므로 시술을 통해 증상을 제거하더라도 같은 생활을 반복하면 언젠가는 또 같은 부분이 아플 수 있습니다.

제가 운영하는 접골원에는 개원 3년 만에 1만 명이 넘는 허리통증 환자가 찾아왔습니다. 그중 90% 이상의 분들이 완치했습니다. 지금 당장 느끼는 통증을 제거할 뿐 아니라 통증의 원인을 가능한 한 찾아내 허리통증을 유발하기 힘든 몸이 되도록 일상생활을 철저히 지도하기 때문입니다. 그중 하나가 물을 충분히 마시는 것입니다. 간단하지요. 환자분들께는 물의 중요성을 항상 이야기합니다. 대기실에도 정수기를 설치해 두었습니다.

인간의 몸은 50~80%가 물로 이루어져 있습니다. 성별이나 나이에 따라 차이는 있지만, 나이가 더 들수록 수분량이 줄어듭니다. 몸의 수분이 부족하다는 것은 근육이 질겨져 통증을 유발하기 쉬운 몸이 된다는 것입니다. 또 수분이 부족하면 노폐물이 잘 배출되지 않습니다. 이는 허리통증의 원흉이라고 할 수도 있습니다. 몸의 수분이 부족하면 아무리 통증을 제거해도 반드시 재발합니다.

허리통증을 없애는 것은 저의 일입니다. 그러나 물을 마시는 등의 일상생활 습관을 바꾸어 평생 허리가 아프지 않도록 몸을 만드는 것은 여러분 자신입니다. 한 사람이라도 더 많이 허리통증의 악순환에서 빠져나와 웃는 얼굴을 되찾기 바랍니다.

다카하시 요헤이

Contents

Contents

Contents

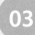 **어떤 물을 마셔야 할까?**

Contents

4장 허리통증을 없애기 위한 28가지 습관

Contents

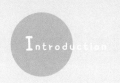

평생 통증 없는 허리를
만드는 방법이 있습니다!

'허리가 아파서 오래 서서 하는 일을 못 하겠어….'

'항상 허리가 무지근해….'

'허리를 펴면 아파서 항상 구부정한 자세를 취하게 돼….'

'아침에 일어나면 꼭 허리가 아파….'

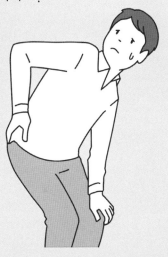

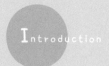

허리통증이 골치 아픈 이유는 완전히 치료되지 않고 되풀이되기 때문입니다. 통증이 심할 때 병원 같은 곳에 다니면 당장은 좋아지지만, 조금 지나면 다시 통증이 생깁니다. 만약 평생 아프지 않은 허리를 만들 수 있다면 어떨까요? 수술도 약도 필요 없습니다. 지금껏 느꼈던 통증이 거짓말처럼 사라집니다.

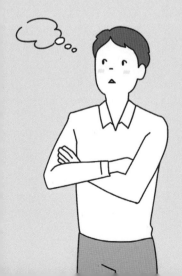

16

그럴 리 없다고 생각하시죠? 하지만 방법이 있습니다. 그건 바로, 물을 충분히 마시고 일상생활을 조금 개선하는 것입니다. 그것만으로도 허리통증의 악순환에서 벗어날 수 있고, 그뿐 아니라 우리 몸의 온갖 병이 낫습니다. 이 책은 우리의 몸을 다시 젊은 시절로 돌려놓고 건강해지도록 돕는 지침서입니다.

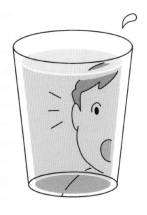

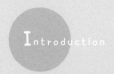

'허리통증 위험' 체크리스트

☐ ① 아침에 일어나서 가장 처음 마시는 음료는 차갑다.

☐ ② 물보다 커피를 자주 마신다.

☐ ③ 편의점 도시락을 자주 먹는다.

☐ ④ 오렌지 주스나 샐러드를 빼놓지 않는다.

☐ ⑤ 허리통증을 위한 영양제를 먹는다.

☐ ⑥ 몸이 뻣뻣해서 스트레칭을 한다.

☐ ⑦ 주 1회 이상 헬스장에 가서 근력운동을 한다.

☐ ⑧ 자세에 신경을 쓰느라 언제나 가슴을 펴고 있다.

☐ ⑨ 술, 담배를 못 끊는다.

☐ ⑩ 사우나를 매우 좋아한다.

☐ ⑪ 구두 굽이 잘 닳는다.

☐ ⑫ 노트북이나 스마트폰을 사용한다.

☐ ⑬ 다리에 쥐가 잘 난다.

☐ ⑭ 잠을 잘못 자서 목이나 어깨가 자주 아프다.

☐ ⑮ 거실 한쪽에 TV가 있다.

☑가 7개 이상   허리에 매우 나쁜 생활을 하고 있습니다! 이미 통증이 생겼을지도 몰라요.
☑가 4개~6개   허리통증 발생 직전. 서서히 허리에 부담을 주고 있습니다.
☑가 0개~3개   허리통증의 위험이 적은 생활이라 할 수 있습니다.

이 15개의 항목은 모두 허리통증을 일으키기 쉬운 위험성이 있는 행동 및 습관입니다. 이유는 4장에서 설명하도록 하겠습니다.

'나쁜 저금'과도 같은 자세

'똑바로 섰을 때'의 허리 부담을 '100'으로 가정하고 다른 자세를 할 때 허리가 받는 부담과 비교해 보겠습니다.

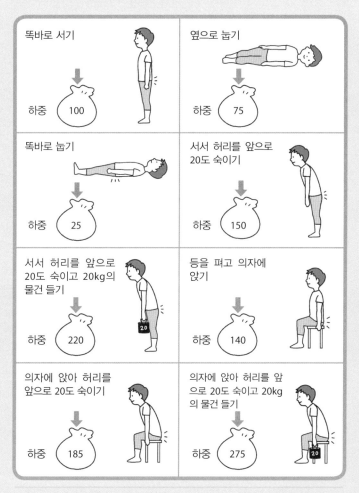

똑바로 서기	옆으로 눕기
하중 100	하중 75
똑바로 눕기	서서 허리를 앞으로 20도 숙이기
하중 25	하중 150
서서 허리를 앞으로 20도 숙이고 20kg의 물건 들기	등을 펴고 의자에 앉기
하중 220	하중 140
의자에 앉아 허리를 앞으로 20도 숙이기	의자에 앉아 허리를 앞으로 20도 숙이고 20kg의 물건 들기
하중 185	하중 275

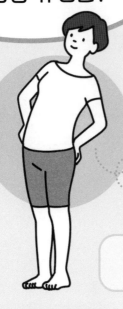

당신의
허리통증 유형은?

★ 허리통증은 크게 두 가지 유형으로 나뉩니다.

선 상태에서 양손을 허리 뒤쪽에 대고 무릎을
편 채로 뒤로 서서히 기울였을 때 통증이 나아
진다면

【후굴 개선 유형】

장시간의 사무 등으로 등이 굽어 있는 유형입니다.
허리통증 환자의 약 60%를 차지합니다.

이 유형이라면…

양손 엄지를 배 옆쪽에 대고 10초 정도 꾹
누르세요. 그러고 나서 다시 허리에 손을
대고 뒤쪽으로 기울여 봅니다.
어떤가요? 꽤 편해지지 않았나요?

배 옆쪽을 누르면 배가로근이 자극을 받아서
배를 확실히 세울 수가 있습니다.

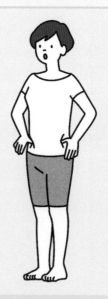

★ 왜 편해지는지 그 비밀이 궁금하다면 1장을 읽어 보세요.

선 상태에서 무릎을 약간 굽히고 앞으로 숙일 때
통증이 나아진다면

【전굴 개선 유형】

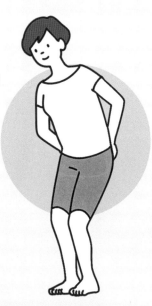

평소 바른 자세를 너무 의식해서
허리등뼈가 너무 앞으로 휘어 있지 않나요?
허리가 구부러진 고령자에게서
흔히 볼 수 있는 자세이기도 합니다.

이 유형이라면…

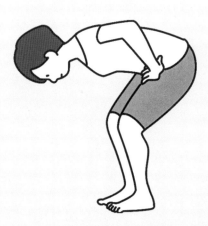

억지로 허리를 펴려고 하면 안 됩니다.
무릎을 약간 굽히고 양손을 허벅지 윗
부분(골반이 옆으로 튀어나온 부분)
에 대고 고개를 깊게 숙이면서 손끝을
배 쪽으로 끌어당기듯 10초 정도 누르
세요.

이렇게 하면 심층부에 있는 엉덩허리근
에 자극을 줘서 복근을 풀어줍니다.

★ 왜 편해지는지 그 비밀이 궁금하다면 1장을 읽어 보세요.

통증이 잘 안 낫는 데는 이유가 있다!

허리는 문자 그대로
'몸의 중심'입니다.

서기, 걷기, 앉기, 눕기 등 우리
는 일상생활 대부분에서 허리
를 사용합니다.

허리는 몸 중에서도 특히
부담이 잘 가는 부위**입니다.**

한편,

그러자…

생활이 편리해진
현대인은 몸을 별로 쓰지 않게
되었습니다.

노화와 운동 부족, 불규칙
한 식생활 등에 의해 근육
이 쇠약해져서 허리통증을
호소하는 이들이 더욱 늘고
있는 것입니다.

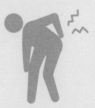

허리통증은

평소 나쁜 생활습관의 결과가 쌓이고 쌓여서 나타난 것일 뿐
아무리 병원 등을 다녀도 스스로 생활습관을 개선하지 않는
한 낫지 않습니다.

'허리통증의 악순환'에서 탈출하자!

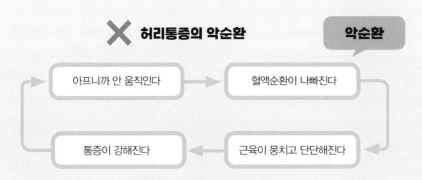

✕ 허리통증의 악순환

악순환

- 아프니까 안 움직인다 → 혈액순환이 나빠진다
- 통증이 강해진다 ← 근육이 뭉치고 단단해진다

**통증의 기억은 무의식중에
불안과 스트레스를 불러옵니다!**

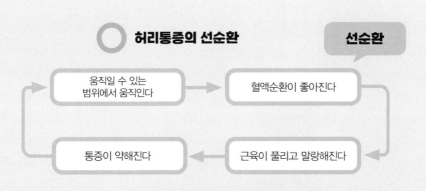

○ 허리통증의 선순환

선순환

- 움직일 수 있는 범위에서 움직인다 → 혈액순환이 좋아진다
- 통증이 약해진다 ← 근육이 풀리고 말랑해진다

키워드는 '영양', '물', '운동'!

만성 허리통증은 스스로 고칠 수 있다!

병원 등에서 치료나 마사지를 받으면 일시적으로 통증이 가라앉는 것처럼 느껴집니다. 하지만 근본적인 원인이 개선되지 않는다면 허리통증은 재발합니다. 허리통증을 없애려면 평소 생활습관이 중요합니다.

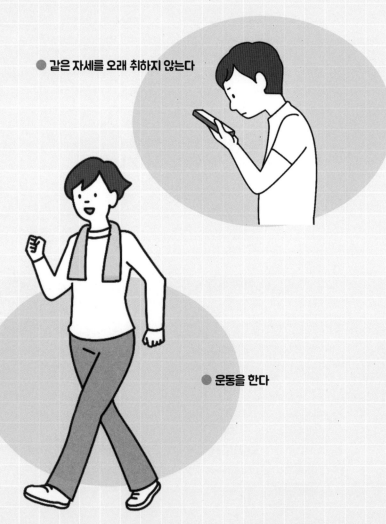

● 같은 자세를 오래 취하지 않는다

● 운동을 한다

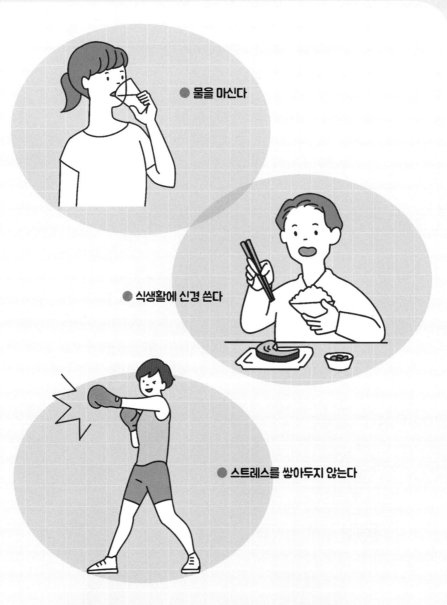

● 물을 마신다

● 식생활에 신경 쓴다

● 스트레스를 쌓아두지 않는다

당연하게도, 실천할 수 있는 사람은 나 자신뿐입니다.
자신의 몸을 다른 사람 손에 맡겨서는 안 됩니다!

왜 물을 마시면 허리통증이 사라질까?

뼈는 자립할 수 없습니다. 또, 뼈는 혼자서는 움직일 수 없습니다.
전후좌우에 붙은 근육이 뼈를 밀고 당겨서 자세를 유지하는데,
한쪽 근육이 긴장되면 몸이 틀어지고 허리통증을 일으키는 것입니다.

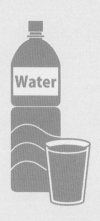

'물'은 근육을 움직이는 윤활유

물이 부족하면 근육은 뻣뻣, 몸은 삐걱삐걱.

물을 마시면 한 달 만에 몸이 변합니다!

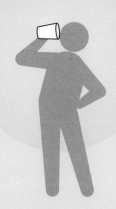

허리에 좋은 것은 몸 전체에도 좋은 것!

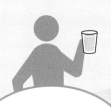

물 마시기에만
신경썼는데
허리통증이 사라졌습니다.
(40대 남성)

허리통증이나
어깨 결림으로 고생했는데
거짓말처럼 나았어요.
(50대 여성)

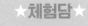

★체험담★
'물 마시니
허리통증이 개선!'

허리통증뿐 아니라
변비도 해소됐어요.
(20대 여성)

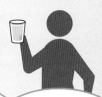

식사와 물, 운동으로
온몸의 상태가
개선되었어요!
(30대 남성)

물 마시기를 지속하는 게
건강으로 가는
지름길 같아요.
(60대 여성)

※ 히마와리주오 접골원 환자들의 의견

바르게 서기 · 앉기로 온몸의 통증 개선

올바르게 서는 법

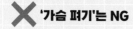 ✕ '가슴 펴기'는 NG

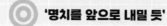 ◎ '명치를 앞으로 내밀 듯'
가슴을 뒤에서 밀어주면 쉽게 알 수 있다

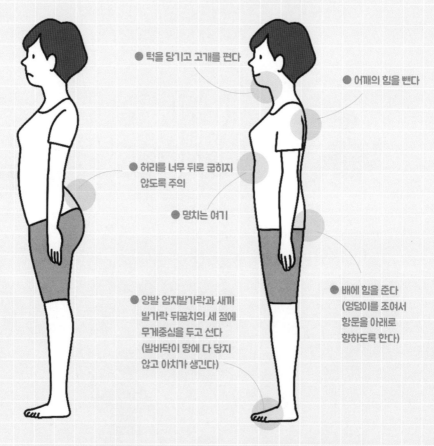

- 턱을 당기고 고개를 편다
- 어깨의 힘을 뺀다
- 허리를 너무 뒤로 굽히지 않도록 주의
- 명치는 여기
- 양발 엄지발가락과 새끼발가락 뒤꿈치의 세 점에 무게중심을 두고 선다 (발바닥이 땅에 다 닿지 않고 아치가 생긴다)
- 배에 힘을 준다 (엉덩이를 조여서 항문을 아래로 향하도록 한다)

◎ '하루 한 번 자세를 의식하는 것'만으로도 허리통증은 개선됩니다!

28

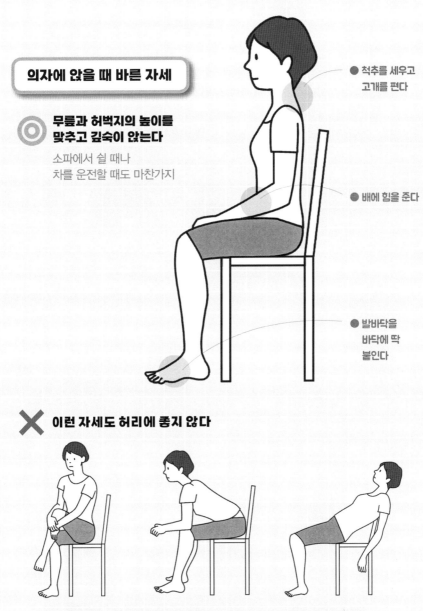

의자에 앉을 때 바른 자세

◎ **무릎과 허벅지의 높이를 맞추고 깊숙이 앉는다**

소파에서 쉴 때나
차를 운전할 때도 마찬가지

● 척추를 세우고 고개를 편다

● 배에 힘을 준다

● 발바닥을 바닥에 딱 붙인다

✕ **이런 자세도 허리에 좋지 않다**

◉ **허리통증을 예방하려면 복근을 긴장시키는 것이 중요합니다!**

1회 30초 '초간단 스트레칭'

인간은 움직이도록 만들어져 있기 때문에 같은 자세로 오래 있는 것이 가장 안 좋습니다. 언제 어디서든 짬을 내서 스트레칭을 한다면 허리통증을 개선하고 예방할 수도 있습니다.

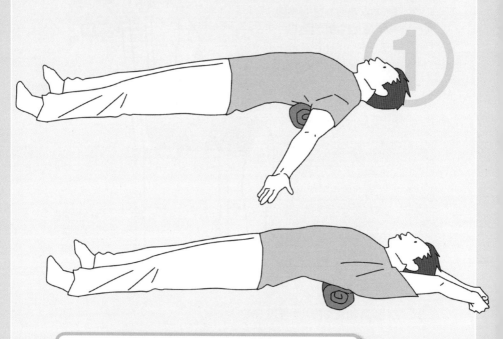

초간단 '배스 타월 스트레칭 ①'

배스 타월을 둘둘 말아줍니다. 가능한 한 단단한 곳에 놓고 배스 타월이 어깨뼈 아래에 닿도록 눕습니다. 30초 정도 그대로 자세를 유지하는 것만으로 등이 굽는 것을 막고 허리 부담을 줄일 수 있습니다. 몸이 익숙해지면 만세 자세를 취해보세요. 어깨뼈가 더욱 펴집니다. 이렇듯 평소에 등을 세우려고 의식하면 좋은 자세가 유지됩니다.

동영상 시청

30

초간단 '배스 타월 스트레칭 ②'

마찬가지로 배스 타월을 둘둘 말아서 스트레칭이 가능한 한 바닥에 놓습니다. 어깨뼈와 어깨뼈 사이에 척추를 따라 배스 타월을 깔고 눕습니다. 만세 자세를 취하면 더욱 효과가 큽니다. 배스 타월이 닿는 부위를 바꾸어보세요. '배스 타월 스트레칭 ①'과 마찬가지로 등이 굽지 않도록 의식하여 좋은 자세를 유지하는 것이 목적입니다.

동영상 시청

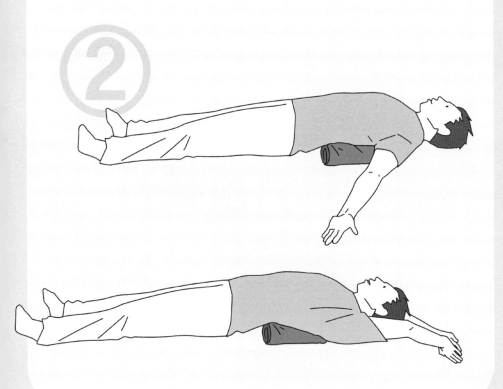

31

초간단 '타월 스트레칭'

수건을 이용해 스트레칭을 합니다. 허리통증이 있고 어깨가 결리거나 두통 등의 증상이 있는 분에게 강력 추천하는 스트레칭입니다. 수건 두 장을 겹쳐서 둘둘 말고, 반듯이 누운 자세에서 수건을 목 뒤로 넣습니다. 시선이 아래를 향하면 새우등이 되지만, 이 스트레칭을 함으로써 머리를 원위치로 되돌리고 허리에 부담을 줄일 수 있습니다.

동영상 시청

③

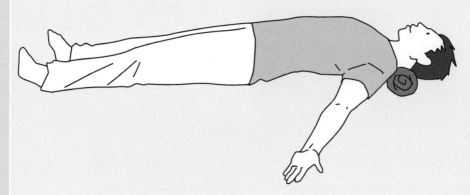

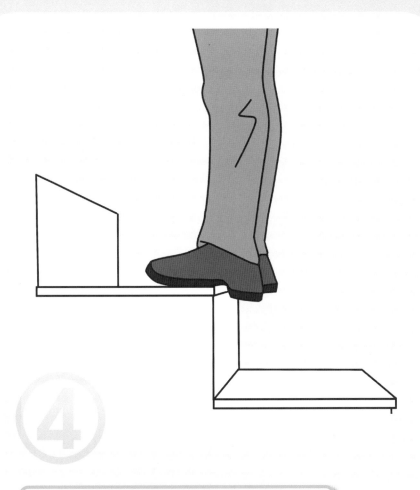

초간단 '에스컬레이터 스트레칭'

통근이나 통학 중 역에서 올라가는 에스컬레이터를 이용하되 반드시 손잡이를 잡고 하세요. 10cm 정도 발을 뒤로 내밀고 뒤꿈치를 내립니다. 그러면 종아리와 허벅지 뒤쪽 근육이 펴지면서 간접적으로 허리의 부담을 덜어줍니다. 한발씩 해도 좋고 집에 있는 계단을 이용할 수도 있습니다.

동영상 시청

초간단 '비틀기 스트레칭'

아침에 일어나자마자 하기를 추천하는 스트레칭입니다. 양 무릎을 세우고 다리만 좌우로 움직입니다. 다리를 움직임으로써 골반과 허리를 비틀 수 있어서 굳은 근육을 부드럽게 풀어줍니다. 좌우로 열 번씩만 해도 매우 효과가 크며, 담도 예방할 수 있습니다.

동영상 시청

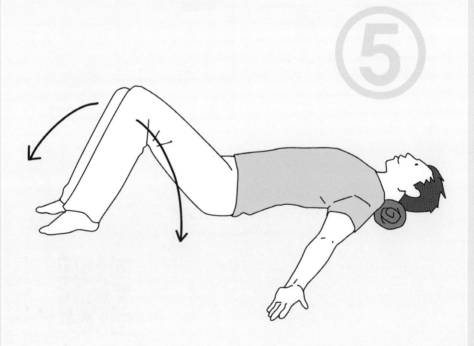

1장

이것만큼은
알아두자

'허리통증
 기초 지식'

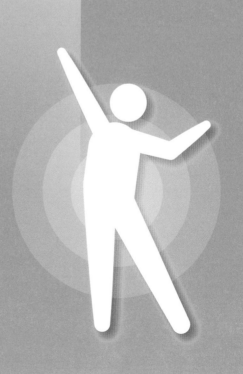

01

당신의 허리통증 원인은
어디에 있을까?

👤 '허리통증 메모'로 자신의 통증을 파악하자

허리통증이 있는 사람은 보통 파스 따위를 붙이며 버틴다. 그러다 통증이 견딜 수 없을 정도로 커지면 우리 같은 접골원에 달려온다. 그러나 몇 번 시술을 받고 허리통증이 사라지면 이전의 고통을 새까맣게 잊어버린다. 시간이 지나 다시 허리통증이 밀려오면 접골원으로 달려온다. 그것을 되풀이하는 사람이 많다.

파스를 붙이는 것도, 접골원에서 시술을 받는 것도 통증에 대한 대중요법에 지나지 않는다. 아무리 내가 시술로 통증을 없애도 본인이 허리통증을 근본적으로 치료할 마음이 없다면 나을 수가 없다. 진심으로 허리를 고치고 싶다면 스스로 통증과 제대로 대면해야 한다.

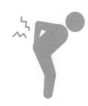

언제부터 통증이 이어졌는가? 가만히 있어도 아픈가? 걷다가 좀 지나면 아프기 시작하는가? 앉으려 할 때 아픈가? 또 어떻게 하면 통증이 줄어드는가? 앉는 것이 더 나은가? 웅크리는 것이 더 나은가? 짚이는 원인이 있는가? 허리 말고 다른 곳에 이상은 없는가?

전문가의 진찰을 받기 전에 이러한 사항을 생각해 두면 적절한 치료 및 시술을 받을 수 있다. 어쩌면 단순한 허리통증이 아니라 허리등뼈 질병이나 내장 질환, 혹은 암의 뼈 전이 등 위험의 신호일지도 모르기 때문이다. 허리통증의 원인은 다양하며 원인에 따라 통증도 조금씩 차이가 난다.

병이 원인인 허리통증이라면 접골원에서는 치료할 수 없다. 하지만 통증의 정보를 얻는다면 서둘러 전문의와 상담하도록 조언해 줄 수는 있다. '고작 허리통증'이라고 가볍게 생각하지 않기를 바란다. 말고 다음 페이지를 참고하여 통증의 증상을 시계열에 따라 정리해 두면 병원에 갈 때 도움이 된다.

허리통증에도 위험의 정도가 있다

☐ 가만히 있어도 아프다　　　　　　　　　위험도 높음

☐ 등이 굽기 시작했다　　　　　　　　　　　　위험

☐ 허리와 엉덩이, 다리가 아파서 오래 못 걷는다　　요주의

☐ 엉덩이와 다리가 저린다　　　　　　　　　요주의

☐ 몸을 움직일 때 허리가 아프다　　　　　위험도 낮음

'허리통증 메모'를 해 두자

① 통증을 느끼는 부위는 어디인가?

② 언제부터 아팠는가?

– 허리가 무지근하다고 느끼거나 어딘지 모르게 불편함을 느낀 시기

③ 짚이는 원인이 있는가?

– 일이나 생활의 변화, 사고나 부상 등

④ 어떤 환경에서 어떻게 아픈가?

– 계절이나 날씨, 기온이나 습도 등

⑤ 어떤 자세나 동작을 취하면 아픈가, 혹은 편안한가?

– 잘 때의 자세 등

⑥ 허리 이외에 불편한 곳은 없는가?

모두가 오해하는 허리통증의 원인

허리가 아프다고 하면 누군가는 '척추가 약해서', '복근이 약해서' 같은 말을 한다. 근력운동을 안 하는 사람이 많은데, 그 사람들 모두 허리통증이 있느냐 하면 그렇지 않다. 반대로 운동을 너무 심하게 해서 허리가 상한 사람도 많다.

그러므로 원인은 운동 부족이 아니라고 나는 생각한다. 뼈의 변형이 허리통증을 일으키는 원인이라는 설도 있다. 하지만 그것도 완전한 답은 아니다. 많든 적든 인간의 몸이라면 누구나 뒤틀림이 있다. 뼈가 변형된 고령자는 많지만, 허리가 무지근한 느낌이나 움직이기 시작할 때의 통증은 자연스럽게 가라앉는다. 만약 병적인 뼈의 변형이라면 자나깨나 1년 365일 아플 것이다.

그렇다면 허리통증의 원인은 무엇일까? 그것은 생활습관에서 찾을 수 있다. 생활습관을 바로잡는 것이 평생 허리통증을 느끼지 않는 유일무이한 방법이다. 애초에 인간의 골격은 좌우 대칭이 아니다. 심장은 왼쪽에 치우쳐 있고 폐의 크기도 좌우가 다르다. 다리에 체중을 싣거나 다리를 꼬는 버릇, 한쪽으로 무거운 가방을 들거나 운동할 때 한쪽의 기능만 사용하는 경우가 그렇다. 테니스나 골프, 야구, 축구 등 대부분 스포츠는 몸을 비틀거나 손발을 편향적으로 사용하기 때문에 몸의 균형은 점점 무너진다. 일할 때

책상에만 앉아있는 것도 좋지 않지만, 서비스직이나 외근이 많아 주로 서 있는 사람도 있을 텐데 이 역시 좋지 않다. 근육의 일부만 긴장하기 때문이다.

요컨대 허리통증은 '생활습관병'이다. 자세한 것은 나중에 설명하겠지만, 무거운 물건을 드는 상황 등에서 갑자기 발생하는 '담'도 우연히 아니다. 평소 습관을 통해 허리에 부담이 쌓이고 쌓여서 일어난 결과이다. 타고난 골격과 근육은 그다지 큰 관련이 없다. 무너진 생활습관 속에 허리통증을 일으키는 원인이 숨어 있는 것이다.

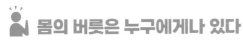 몸의 버릇은 누구에게나 있다

몸은 정직하다. 통증을 덜기 위해 무의식중 편한 자세를 취한다. 평소 자세를 점검해 보자. 자세가 나빠서 허리통증이 생기는 것이 아니라 허리통증이 있어서 자연스럽게 자세도 나빠지는 것이다. 당신에게 42~43쪽의 그림과 같은 버릇이 있지는 않은가?

통증이 있을 때는 억지로 움직이지 않는 게 좋지만, 통증이 가시면 조금씩 몸을 움직이도록 하자. 허리통증이 사라지면 28~29쪽에서 말한 하루 한 번 바른 자세를 의식해서 허리통증을 개선해 나가자. 또, 평소에 가능한 한 몸을 따뜻하게 유지하고 같은 자세로 계속 있었다면 30~34쪽의 '초간단 스트레칭'으로 몸을 풀어주자.

내가 이렇지는 않나? 평소 자세 점검!

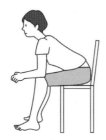

상체를 숙이고 앉는 사람

복근, 허리부터 엉덩이 근육이
약해진 상태다.

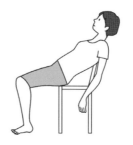

등받이에 기대고 앉는 사람

배 근육이 긴장되어 있고
등 근육이 약하다.

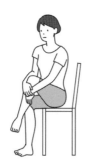

다리를 꼬고 앉는 사람

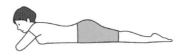

엎드려 눕는 사람

복근과 허리부터 엉덩이
근육이 약해진 상태다.

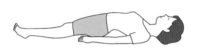

**위를 보고 누웠을 때
등이 바닥에 닿지 않는 사람**

배의 근육이 긴장되어 있고
등 근육이 약하다.

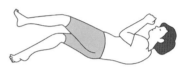

**옆으로 누워 한쪽 다리를
굽히고 자는 사람**

위에 있는 다리의 엉덩이 근육이
굳어 있고 고관절이 휘어 있다.

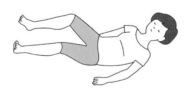

**위를 보고 누웠을 때
몸이 옆으로 굽는 사람**

옆구리와 골반 주변 근육이 약하다.
가만히 있으면 아프다.

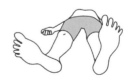

**위를 보고 누웠을 때
한쪽 발이 옆을 향하는 사람**

엉덩이 안쪽 근육이 굳어 있다.
좌골신경통인 사람에게서 많이 나타난다.

02

병원 검사를 받아도 원인을 모른다면 나을 가능성이 크다!

허리통증 대부분 원인을 알 수 없는 이유

허리가 아파서 정형외과에 가면 ①문진 ②영상 검사 ③신경학적 검사 등을 한다. ①문진에는 38쪽의 '허리통증 메모'가 도움이 될 것이다. 최대한 자세하게 증상을 이야기하는 것이 중요하다. ②의 영상 검사란 X-Ray, CT, MRI 등을 가리킨다. ③신경학적 검사란 허리 디스크 등 신경 장애를 검사하는 것으로, 근육의 힘이나 건반사(건을 두드려서 반응을 본다) 등을 시행한다.

하지만 면밀하게 검사해도 대부분은 허리통증의 원인을 특정할 수 없다. 원인을 알 수 있는 허리통증을 '특이적 허리통증'이라고 한다. 크게 '뼈 등의 변형으로 인한 경우'와 '내장 질병이나 암으로 인한 경우'로 구별된다. 이 경우 허리통증의 원인이 질병이므로 전문의에게 확실히 치료를 받기 바란다.

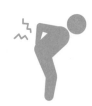

한편, 원인을 알 수 없는 허리통증은 '비특이적 허리통증'으로 진단된다. 바꿔 말하면 '질병이 아닌, 단순한 만성 허리통증', '지금 당장 위험하지 않은 허리통증'이라는 뜻이다. 정형외과에서 허리통증으로 진료를 받은 환자 대부분은 "만성 허리통증이네요. 당분간 상황을 지켜보죠."라는 의사의 말에 답답함을 느끼면서 병원을 뒤로하게 된다.

검사를 받고 의사에게 '당분간 상황을 지켜보자'라는 말을 들은 사람은 일단 마음을 놓아도 된다. '이 허리통증은 목숨에 지장을 주지 않아요'라고 의사가 확인해 준 것이나 다름없기 때문이다. 이 책을 읽었으면 하는 이가 바로 그런 분들이다. 내가 만난 환자들은 물을 열심히 마시고 일상생활을 개선하는 것만으로도 90% 이상 허리통증이 사라졌다.

뼈 등의 변형이 원인인 허리통증

영상 검사나 신경학적 검사로 특정할 수 있는 주요 특이적 허리통증을 48~49쪽에 표로 정리했다. 그중에서도 발생 빈도가 높은 것이 '척추사이원반 탈출증(허리 디스크)', '척주관협착증', '척추압박골절' 등 세 개다. 허리 디스크는 디스크가 삐져나와 신경을 압박하는 병이다. 20대부터 40대의 힘 쓰는 일을 주로 하는 남성에게서 많이 발병한다. 허리 디스크 통증은 신경 염증에 의한 것이므로 압박이 없어지면 2~3주 만에 사라진다. 디스크는 자연 치유되기도 하므로 현재는 MRI 검사 등으로 신경을 관찰하는 경우가 많아졌다.

척주관협착증은 척주관이라는 신경이 지나는 길이 모종의 원인으로 압박받는 병이다. 나이가 들면서 허리등뼈나 디스크가 변형되는 등의 이유로 일어나기 쉽다. 중장년층의, 굳이 꼽자면 남성에게서 많이 발병하는 경향이 있다. 척추압박골절은 등뼈가 눌려서 으깨지듯 변형되는 병이다. 저하와 밀접하게 관련이 있다. 따라서 '골다공증'인 여성이 완경 후 걸리기 쉬운 병 중 하나다. 우리 접골원에 온 환자 중에도 이런 증상으로 정형외과 진료를 권했는데 척추압박골절이었던 분도 드물게 있다.

허리 디스크는 자연 치유되기도 한다

우연히 디스크가 눌려서 추간판 탈출증이 발생하면 직후에는 극심한 통증에 시달린다. 이 통증은 다칠 때와 마찬가지로 염증에 의한 것이므로 2~3주 지나면 염증이 가라앉으면서 통증도 점차 나아진다. 염증이 가라앉으면 회복기로 치료를 이행하므로 설령 디스크 일부가 삐져나온 채로 있더라도 통증을 느끼지 않는다. 실제로 MRI 검사로 허리등뼈에 디스크가 확인되는데도 허리통증을 느끼지 않는 사람이 많다. 신경에 염증이나 혈류에 장애가 없다면 통증이나 저림 등의 증상이 나타나지 않을 수도 있기 때문이다.

뼈 등의 변형이 원인인 허리통증

추간판 탈출증 (허리 디스크)

원인	등뼈를 이어주는 쿠션 역할의 디스크 일부가 밖으로 삐져나와 신경을 짓누르는 병.
증상	허리부터 엉덩이, 다리에 저림이나 통증이 발생하며 다리에 힘이 잘 들어가지 않는다.
병원에서의 치료	진통제나 근이완제, 신경차단주사. 온열요법, 견인치료, 코르셋 장착 등.

척주관협착증

원인	등뼈 속을 지나는 척주관이 좁아지면서 신경을 압박하는 병.
증상	일정한 거리를 걸으면 다리가 저리거나 통증이 발생하고 쉬면 다시 걸을 수 있게 되는 '간헐성파행'이라는 증상이 대표적이다.
병원에서의 치료	진통제와 근이완제, 신경차단주사, 혈액 순환이 좋아지는 약. 온열치료, 견인치료, 코르셋 장착 등. 수술하는 경우도 있다.

척추압박골절

원인	등뼈에 강한 압박이 가해져서 뼈가 부서지는 병. 골다공증 등에 의해 뼈가 약해지는 것이 원인이다.
증상	안정을 취하고 있을 때 통증은 없지만, 일어나거나 쭈그려 앉을 때 통증을 느낀다. 허리가 굽은 고령자 대부분은 압박골절에 의한 것이다.
병원에서의 치료	골다골증이라고 진단받았다면 골형성촉진제를 쓴다. 골절되었다면 코르셋을 착용하고, 부러진 뼈에 시멘트를 주입하여 보강하는 '경피적 추체 형성술' 등을 시술한다.

척추분리증 · 전방전위증

원인	운동 등에 의해 반복해서 허리등뼈에 부담을 더함으로써 피로 골절을 일으켜 허리등뼈가 분리되는 병. 초기에는 금이 간 상태지만 치료하지 않고 계속 혹사하면 허리등뼈가 부러져 버린다. 특히 청년기의 과도한 운동이 원인 중 하나로 지목되고 있다. 척추분리증을 방치하면 골절된 허리등뼈가 어긋나는 전방전위증을 일으키기 쉽다.
증상	움직일 때 허리의 둔통, 하반신의 통증이나 저림. '간헐성파행'이 일어나기도 한다.
병원에서의 치료	온열요법. 코르셋을 장착하고 운동을 삼간다. 증상에 따라서는 어긋난 등뼈를 고정하는 수술을 한다.

반대로 말하면 허리 등에 통증이 있다고 해도 영상에 찍힌 디스크가 통증의 원인인지 아닌지는 모른다. 이럴 때는 우리 접골원이 나설 차례다. 애초에 허리와 관련한 근육이 유연하고 제대로 수축과 팽창을 한다면 디스크를 일으키는 큰 부하가 가해지지 않는다.

따라서 경직된 근육을 풀어줌으로써 면역력을 높여준다. 그러면 체내의 청소부인 '대식세포'라고 불리는 세포의 작용이 활발해진다. 추간판에서 나온 물질을 이물질로 감지하고 포식함으로써 디스크가 자연스레 치유되는 사례도 있다. 병원에서도 디스크라고 진단한 다음, 약물요법이나 온열요법 등으로 치료하거나 MRI 검사 등으로 경과 관찰하는 경우가 많아졌다.

다만 추간판 탈출증보다 신경이 강하게 짓눌려 이내 잘려 버리면 통증 등의 신호를 제대로 전달할 수가 없다. 근력이 떨어졌을 경우(근육이 명백히 얇아져 있다), 실금(失禁) 등의 증상이 있다면 서둘러 수술해야 하므로 곧장 전문의와 상담하기 바란다.

내장의 병이나 암에 의한 허리통증

　내장의 병이 허리통증을 일으키는 원인이 될 때도 있다. 특히 많은 것이 신장 질환이다. 신장은 허리 약간 위의 등 쪽에 위치하는데, 좌우 양쪽에 있으므로 신장이 아프면 복근이나 허리에 묵직한 통증이나 불쾌감을 느낀다. 눕거나 쉬어도 통증이 가라앉지 않거나 제자리에서 점프했다가 착지할 때 통증을 느낀다면 '수신증', '신우신염', '요관결석' 등 신장 질환을 의심해 볼 수 있다. 그 외에 허리통증의 원인인 내장 질환에는 '담낭염', '췌장염', '충수염', '위염' 등이 있다. 또 극히 드물지만, 암이 척추에 전이되거나 '화농성척추염'과 같은 심각한 질환이 생긴 것일 수도 있다.

원인을 알 수 없다면 만성 허리통증

　석 달 이상에 걸쳐 통증이 이어지거나 반복적으로 일어나는 허리통증을 '만성 허리통증'이라고 한다. 만성 허리통증은 병원에서 일반적인 검사를 해도 뼈나 근육, 신경 등에 이상이 없는, 원인을 알 수 없는 통증이므로 의사로서는 치료 방법을 찾을 수 없다. 그러므로 '잠시 상황을 지켜봅시다'라는 말을 하게 되는 것이다.

　그래도 받아들일 수 없는 환자는 추가로 검사를 한다. 통증의 정도에 따라 진통제를 처방받거나 스트레스, 우울증 등 정신적 요인을 원인으로 꼽기도 한다. 우리 접골원에서는 38쪽의 '허리통증 메모'를 바탕으로 일상생활에 관해 자세히 문진하여 환자의 신체적 버릇을 읽어냄으로써 원인을 밝힐 수가 있다. 간단한 시술과 환자의 일상생활 개선으로 만성 허리통증을 앓던 환자 대부분이 완치했다.

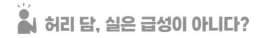 허리 담, 실은 급성이 아니다?

갑작스레 허리에 극심한 통증이 덮치는 것을 '허리 담'이라고 부른다. 정식으로는 '급성 허리통증'이라고도 한다. 그 통증은 겪어본 사람이 아니라면 절대 알 수 없다. 그러나 허리 담은 병의 카테고리에 들어가지 않는다. 영상 검사나 신경학적 검사 등으로 확실한 소견을 낼 수 없기 때문이다.

허리 담 대부분은 허리 근육에 급격한 부담이 가해지는 것이 원인이다. 자각하지 못하더라도 평소 생활습관이 허리에 부담을 지속적으로 준다면 허리가 항상 무지근한 만성 허리통증으로 나타나기도 하고, 허리 담과 같은 급격한 통증으로 나타나기도 한다. 이러한 병은 무거운 물건을 부자연스러운 자세로 들거나, 엉거주춤한 자세로 장시간 일하거나 할 때 발병한다. 딸꾹질이나 기침을 할 때 생길 수도 있다.

허리 담 대부분은 일주일 정도면 나아지지만, 원래 허리등뼈에 이상이 있거나 골다공증 등의 병이 있는 사람에게 잘 발병한다. 통증이 길어진다면 우선은 정형외과 진료를 받도록 하자.

골격의 구조를
파악하자

 이상적인 등뼈 모양은?

등뼈는 바른 자세일 때 옆에서 보면 완만한 S자 곡선을 그린다. 이 곡선을 '생리적 만곡'이라고 하며 상체의 하중을 분산시키는 역할을 한다. 등뼈가 굽은 '새우등', 가슴을 펴고 있어서 언뜻 자세가 좋아 보이는 '척추전만'도 등뼈가 완만한 곡선을 이루지 않는 상태다.

등뼈가 비틀어지는 원인은 새우등이거나 허리등뼈 전만의 자세를 오래 유지했다거나 다리를 꼬는 버릇이 있는 등 저마다 다르다. 그러나 등뼈만 비뚤어진 경우는 없다. 몸 어딘가 한 곳에 뒤틀림이 생기면 그것이 원인이 되어 다른 곳에도 뒤틀림이 생겨난다.

가령 무거운 가방을 항상 왼쪽으로 가지고 다니면 골반이 왼쪽으로 기울어서 어깨높이도 달라진다. 그러면 이번에는 균형을 잡기 위해 머리를 떠받치는 목이 기울고 등뼈도 비뚤어져서 허리통증이나 어깨 결림을 느끼게 되는 식이다.

대부분 몸의 구조를 제대로 이해하고 있지 않기에 '골반이 비뚤어져서 허리가 아프다', '자세를 교정하면 허리통증이 낫는다' 등과 같은 말을 곧이곧대로 받아들이기 쉽지만 허리통증이 있는 사람이라면 현 상태로는 허리통증 때문에 올바른 자세를 취할 수 없다. 그래서 몸의 구조를 잘 알고 일상생활의 나쁜 버릇을 고침으로써 허리통증을 없애는 것이 지름길이다.

56쪽 그림처럼, 인체를 집에 비교하면 상체를 떠받치는 등뼈는 이른바 대들보. 등뼈를 구성하는 척추는 목등뼈, 등뼈, 허리등뼈, 엉치뼈, 꼬리뼈 등 다섯 부분으로 나뉜다. 척추뼈는 '추체'와 '추궁'으로 이루어지며 위아래 추골과 추골 사이에는 쿠션 역할을 하는 '추간판'이라고 불리는 원형의 섬유 연골이 끼워져 있다.

척추사이원반 중앙에는 수분이 많이 포함되어 있으며 탄력이 풍부한 '수핵'이라는 젤라틴 같은 물질이 있고 그 주변을 '섬유륜'이라는 조직이 둘러싸고 있다. 그리고 추체의 뒷부분에는 구멍 추간공이 뚫려 있어서 뇌와 연결되는 매우 중요한 척수신경이 지난다. 이것이 '척주관'이다.

등뼈(옆에서 본 그림)

등뼈의 구조

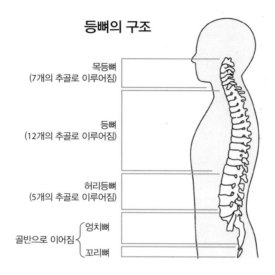

목등뼈
(7개의 추골로 이루어짐)

등뼈
(12개의 추골로 이루어짐)

허리등뼈
(5개의 추골로 이루어짐)

골반으로 이어짐 { 엉치뼈

꼬리뼈

등뼈는 이처럼 '추골'이라 불리는 통 모양의 뼈가 여럿 겹쳐짐으로써 완만한 S자 곡선을 그린다. 그래서 고개를 돌리고, 몸을 좌우로 비틀고, 앞으로 숙이거나 뒤로 기울이는 등 복잡한 동작을 취할 수 있도록 한다. 그리고 엉치뼈와 꼬리뼈는 골반에 이어져 있다.

골반 (앞에서 본 그림)

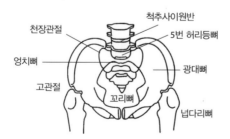

천장관절

척추사이원반

5번 허리등뼈

엉치뼈

광대뼈

고관절

꼬리뼈

넙다리뼈

추골(옆/위/비스듬히 본 그림)

추골은 '추체'와 '추궁'으로 이루어져 있으며 위아래의 추골과 추골 사이에는 쿠션 역할을 하는 '척추사이원반'이라 불리는 원형의 섬유 연골이 끼워져 있다.

정상적인 상태의 추골

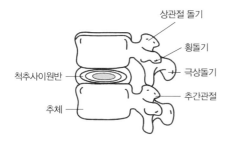

상관절 돌기
횡돌기
극상돌기
추간관절
척추사이원반
추체

위에서 본 모습

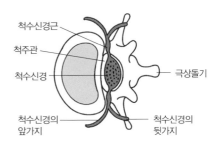

척수신경근
척주관
척수신경
극상돌기
척수신경의 앞가지
척수신경의 뒷가지

척주관의 구조(비스듬히 본 모습)

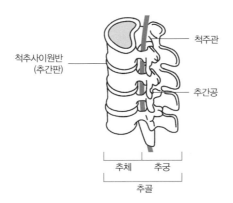

척추사이원반 (추간판)
척주관
추간공
추체   추궁
추골

척추 노화에 의해 생기는 허리통증

척추는 운동에 의한 충격을 완화하고 척수신경을 보호하는 중요한 역할을 한다. 그중에서도 가장 부하가 걸리는 곳이 허리등뼈다. 서 있을 때 허리등뼈에는 체중의 두 배에 이르는 압력이 가해진다고 한다. 그 압력을 허리등뼈 전체에 고르게 분산시킬 수 있다면 부담이 되지는 않을 것이다. 따라서 허리등뼈의 척추사이원반 두께는 아래쪽으로 갈수록 앞쪽이 높고 뒤쪽이 낮은 쐐기 모양이다(60쪽 왼쪽 위 그림).

허리등뼈는 이렇듯 완만한 곡선을 유지하고 있다. 이것이 바른 자세이며 피로감이 적은 자세라 할 수 있다. 쐐기 모양을 한 척추사이원반은 나이를 먹을수록 수분과 탄력성을 잃고 납작해지는데, 40세가 되면 절반 이상이 변형된다고 한다. 이것이 '변형성 척추증'이며, 부담이 가기 쉬운 목뼈나 허리등뼈에 많이 발생한다. 그러나 자각증상이 전혀 없는 사람이 있는가 하면 통증을 느끼는 사람도 있는 등 다양하다(통증의 시스템에 관해서는 나중에 설명하겠다).

척추사이원반의 변형에 따른 통증은 30~40대에 나타나기 쉬운데, 허리가 묵직하거나 움직이기 시작할 때 둔한 통증을 느끼는 정도로, 그대로 움직이면 자연히 통증도 가라앉는다. 이는 '척추사이원반증'이라고 불리며 척추사이원반이 완전히 납작해져 버리면 통증은 완화된다.

상한 척추사이원반이 알 수 없는 계기로 부풀어 오르거나 삐져 나와서 신경 등을 압박하여 통증을 유발하는 것이 '척추사이원반 탈출증', 즉 허리 디스크다. 추체나 추궁에 가하는 부담이 커져서 척주관이 좁아져서 신경 등을 압박하여 통증을 유발하는 것이 '척 주관협착증'이다.

나이가 들어 신진대사가 나빠지면 튼튼한 뼈를 만드는 데 필요 한 영양소를 흡수하기 힘들어진다. 그 결과 골다공증이 생겨서 자 신의 체중으로 추골이 부서져 버리는 '척추압박골절'을 일으키기 도 한다.

특히 여성은 완경 후 여성호르몬이 감소하여 골다공증을 일으 키는 경우가 적지 않다. 과도한 음주나 흡연도 뼈의 밀도를 낮춘 다. 참고로 일광욕을 하면 뼈를 만드는 칼슘의 흡수를 높이는 비 타민D의 합성이 촉진된다고 한다.

허리등뼈의 정상적인 형태와 척추사이원반증

정상적인 형태의 허리등뼈

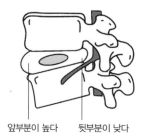

앞부분이 높다   뒷부분이 낮다

척추사이원반증이 발병한 허리등뼈

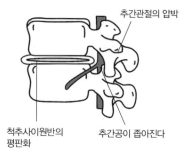

추간관절의 압박

척추사이원반의
평판화   추간공이 좁아진다

척추사이원반 탈출증(위에서 본 그림)

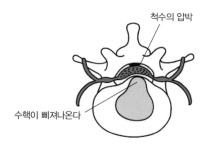

척수의 압박

수핵이 삐져나온다

척추사이원반 속 수핵이 삐져나
온다 → 척수신경을 압박한다

※ X-Ray는 뼈만 찍히므로 척추사이원반과 신경의
상태는 MRI 검사로 확인된다.

척주관협착증(위에서 본 그림)

추궁의 '황색인대'나 추간관절이 크고 두꺼워진다
→ 척주관이 좁아져서 척수신경이 압박받는다.

※ X-Ray로는 뼈만 찍히므로 척추사이원반과 신경의 상태는 MRI 검사로 확인한다.

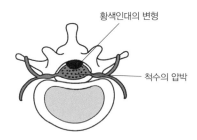

황색인대의 변형

척수의 압박

척추압박골절

척추압박골절

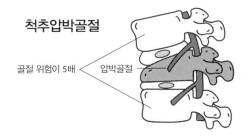

골절 위험이 5배

압박골절

추골이 압박골절된다 → 70대의 37~45%가 발병

근육의 구조를 파악하자

애초에 근육은 피부와 뼈 사이에 여러 겹 겹쳐 있다. 크게 천층 근과 심층근으로 구별된다. 허리통증과 직접 관련 있는 근육은 배 근육인 '배곧은근', '배빗근', '배가로근' 또는 등 근육인 '척주세움 근', 그리고 등이나 배 속에 있는 '뭇갈래근', '허리네모근', '엉덩 허리근' 등이다(65쪽 그림 참조).

척주세움근은 등뼈와 평행한 여덟 개의 근육 다발을 일컫는다. 고령자 등 등이 굽은 사람은 중력을 거슬러 자세를 유지하기 위 해서 이 척주세움근이 단단하게 굳어 버린 것이다. 이런 경우라 면 시술을 통해 근육을 풀어주어 혈류를 개선하여 통증을 가라앉 힌다.

뭇갈래근은 등의 가장 깊은 곳에 있는 심층근으로, 등을 따라 가느다란 근육이 겹치듯 이어져 있다. 추골의 극상돌기에 붙어 있 으며 추골끼리 끌어당겨서 등뼈를 안정시키는 작용을 한다.

허리네모근은 허리등뼈의 양쪽에 있는 좌우 대칭을 이루는 심 층근이다. 한쪽 허리네모근만 굳으면 골반이 틀어진다. 그 결과 골반의 천장관절(56쪽 참조)이 틀어져서 좌골신경통을 일으킬 수도 있다.

엉덩허리근은 골반 앞면에 있는 심층근으로, 횡격막을 관통하여 허리등뼈와 엉덩뼈, 넙다리뼈을 잇는 근육 다발을 일컫는다. 그중에서도 큰허리근이 긴장하면 허리나 엉덩이 윗부분, 복부에서 허벅지 앞면으로도 통증이 나타난다. 이러한 등과 배에 있는 심층근의 작용으로 복압을 높이고 몸통을 단단히 함으로써 등뼈가 서 있는 것이다. 만성 허리통증을 호소하는 사람은 배 안쪽 큰허리근이 긴장되어 등 안쪽 뭇갈래근이 위축된 경우가 많다.

엉덩이의 근육 통증을 허리통증과 헷갈리는 사람도 많다. 엉덩이 근육은 '큰볼기근', '중간볼기근', '궁둥구멍근' 등 세 개다. 이들 근육은 보행에 중요한 역할을 담당하며 커다란 큰볼기근 아래에 있는 중간볼기근이 약하면 몸의 무게중심이 기울어져서 휘청거리거나 쓰러지고 만다. 그리고 가장 깊은 곳에 있는 궁둥구멍근이 긴장되면 좌골신경이 압박받아 다리가 저리거나 통증이 나타난다.

배의 근육 (앞에서 본 그림)

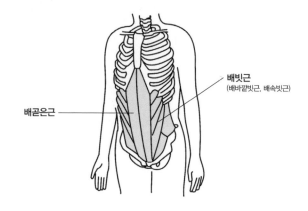

배빗근
(배바깥빗근, 배속빗근)

배곧은근

등 근육 (뒤에서 본 그림)

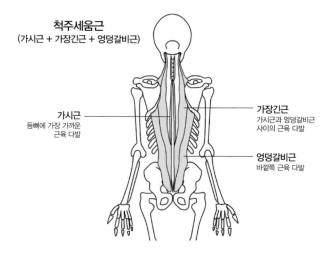

척주세움근
(가시근 + 가장긴근 + 엉덩갈비근)

가시근
등뼈에 가장 가까운
근육 다발

가장긴근
가시근과 엉덩갈비근
사이의 근육 다발

엉덩갈비근
바깥쪽 근육 다발

그중에서도 엉덩갈비근이 허리통증의 원인이 되는 일이 많다.

배와 등의 심층근

허리네모근(앞에서 본 그림)

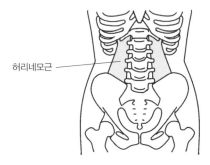

허리네모근

척주기립근, 배빗근, 배가로근 속에 있다.

엉덩허리근(앞에서 본 그림)

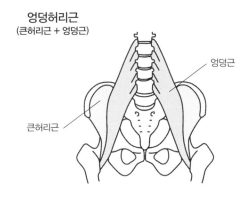

엉덩허리근
(큰허리근 + 엉덩근)

엉덩근

큰허리근

다리를 사타구니부터 움직이게 하는 작용을 한다.

뭇갈래근(뒤에서 본 그림)

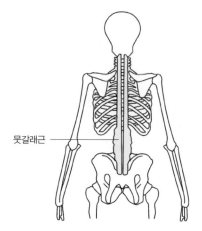

뭇갈래근

척주기립근 안에 있다.

큰볼기근(뒤에서 본 그림)

큰볼기근

중간볼기근　궁둥구멍근

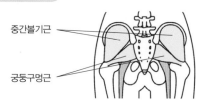

중간볼기근

궁둥구멍근

근력운동과 스트레칭만으로는 개선되지 않는다

환자들에게 자주 듣는 말이 "허리통증이 나아질까 싶어서 근력운동을 열심히 하고 있어요."다. 그렇게 말하는 이들은 대체로 30~50대 남성이다. 한창 일할 나이이기 때문에, 근력 저하가 주요 원인이 되어 허리통증을 일으켰다고 볼 수는 없을 것이다. 만약 근력 저하가 주원인이라면 여성이 근육량이 더 적으므로 더 많이 허리통증을 호소해야 한다. 나는 계속 책상에 앉아있는 것처럼 동일 자세를 지속하는 습관이 만성 허리통증의 원인 중 하나라고 보고 있지만, 허리통증의 원인은 딱 하나가 아니다.

흔히 남성은 근육이 단단하고 여성은 근육이 무르다고들 한다. 애초에 '단단한 근육'과 '무른 근육'이란 무엇일까? 운동한 후에 근육은 피로물질이 쌓여서 붓는 느낌이 든다. 운동 부족인 근육도 뭉치고 굳어서 부어 있다. 이것이 근육이 '단단한' 상태다. 아침에 일어났을 때 '허리가 무지근하다'라고 느끼는 것도, 근육이 추위를 방어하는 과정에서 굳어 버리는 상태라 할 수 있다. 이러한 상태로 갑자기 움직이면 쉽게 다칠 수 있다. 반대로 말랑하고 충분히 이완된 근육은 그 이상 이완될 수 없기에 관절이나 인대를 상하게 할 수 있다.

그러므로 허리통증을 개선하기 위해 근력운동이나 스트레칭을 열심히 하기보다는 물을 마셔서 좋은 근육을 만드는 것이 더욱 중요하다.

혈액 순환이 개선되면 허리통증을 예방할 수 있다

근육이 긴장되면 그곳에만 피가 잘 통하지 않게 된다. 고관절이 굳는 것도 혈액 순환이 잘 안 되기 때문이다. 혈액 순환이 잘 되면 심한 운동을 해도 근육의 피로가 빨리 회복되므로 근육통도 빨리 낫고 고관절의 가동 범위도 넓어진다. 나이를 먹으면 혈관도 노화되고 따라서 혈액 순환도 나빠진다. 그래서 근육과 관절 등이 굳고 허리통증이 발생하는 것이다.

혈액은 우선 두꺼운 부분을 중심으로 흐른다. 혈액의 양이 부족하거나 끈적끈적하면 말단의 모세혈관까지 피가 가지 않는다. 그 상태가 이어지면 모세혈관은 바싹 말라 사라져 버린다는 사실을 접하게 되었다. 이러한 '유령 혈관화' 현상은 수면 부족이나 당분·지방의 과잉 섭취 등 생활습관이 크게 관련되어 있다고 한다. 다시 말하지만, 물을 마시면 혈액 순환은 개선된다. 일상생활의 개선 특히 의식해서 물을 섭취하는 것은 허리통증 예방뿐 아니라 전신 건강으로도 이어진다.

04

통증의 구조를
파악하자

통증은 영상에 찍히지 않는다

"저 허리 디스크예요."

우리 접골원에 처음 왔을 때 이런 식으로 병명을 밝히는 환자가 적지 않다. 허리통증 때문에 찾아간 정형외과에서 벌써 진단을 받았다는 것이다. 그렇다면 영상 검사에서 척추사이원반 변형이 확실히 확인된 것일까. 앞서 말했듯, 그 환자의 허리통증이 척추사이원반 탈출증 때문이라고는 단언할 수 없다.

병원은 통증을 호소하는 환자의 통증 원인을 진단하여 치료하는 데 중점을 맞춘다. 특히 수술이 필요 없는 경우나 노화에 의해 병이 났다면 통증이 완전히 사라지지 않더라도 "이쯤에서 잠시 상황을 지켜보죠." 하며 치료가 끝나고 만다. 그래서 우리 접골원을 찾아오는 것인데, 내 시술로 허리통증이 가라앉았다는 것은 디스크가 허리통증을 일으킨 원인이 아니라는 증거다. 즉 영상 검사를 통해 허리등뼈의 이상을 발견할 수는 있지만, 통증의 원인을 밝히기란 어려운 법이다.

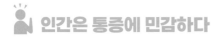
인간은 통증에 민감하다

만성 통증은 대부분 원인 이상으로 통증 그 자체가 문제다. 그렇기에 더더욱 환자가 한시라도 빨리 통증을 덜어내기를 바라는 마음이 크다. 인간은 '통증'에 무척 민감하다. 그러나 통증이 가라앉는 것, 낫는 것에는 둔감하다. 우리 접골원에 다니는 환자들에게 "좀 좋아지셨나요?"라고 자주 묻는데 내가 시술했을 때 꽤 좋아졌다고 느끼는 환자라도 "글쎄요. 아직 움직이면 아파요"라고 대답한다.

하지만 나는 매번 환자의 상태를 확인하므로 변화를 알 수 있다. "지난번에는 다리가 여기까지만 움직였는데 오늘은 이렇게 움직여도 안 아프신가 봐요."하며 동작을 확인하면서 말하면 "어? 정말이네. 나아졌네요." 하며 그제야 알아챈다. 통증은 보이지 않기에 나아가고 있다는 사실을 스스로 깨닫기는 어렵다. 그러나 나아간다는 감각을 느끼기 시작하면 환자는 긍정적으로 변한다.

순간적인 통증과 서서히 오는 통증

통증이 가라앉으려면 통증이 어떻게 일어나는지에 대한 메커니즘을 아는 것이 매우 중요하다. 통증은 신경의 어떤 지점에서만 느낀다. 몸에 일어난 자극은 신경을 통해 뇌로 전달되어 통증으로 인식된다. 애초에 통증은 몸의 위험을 알려주는 신호다. 가령 살짝 다쳤을 때 통증을 못 느낀다면 그냥 치료하지 않고 내버려 둘 것이다.

통증의 자극을 가장 먼저 느끼는 것은 신경 끝에 있는 '통각수용기'라는 센서다. 그곳에서 물리 자극(바늘로 찌르기, 칼로 베기 등), 열냉 자극(화상 등), 내장통, 과긴장(근육의 팽창이나 뭉침 등) 등의 자극을 감지하여 신경을 통해 대뇌로 전달된다.

통증의 자극을 뇌로 전달하는 신경에는 두 종류가 있다. 하나는 순간적으로 통증을 인식하는 '빠른 통증' 신경, 다른 하나는 욱신거리며 서서히 오는 통증을 인식하는 '느린 통증' 신경이다. 그 차이는 두 종류의 신경전달 속도와 경로의 차이에서 발생한다. 가령 무언가에 부딪혔을 때 "아야!" 하고 반사적으로 통증을 느끼고 그 후에 욱신거리는 통증이 오는 것은 신경 전달의 차이에 인한 것이다.

통증은 뇌에 기억된다

통증의 메커니즘 중 꼭 알아두었으면 하는 것은 '통증은 기억된다'는 사실이다. 위험을 알려주는 신호이므로 뇌는 그 통증을 잊지 않으려고 장기간 기억하려 한다. 이것이 통증을 만성화시키는 원인이기도 하다. 설사 허리통증이 다 낫더라도 통증 기억의 영향으로 신경이 민감해져 있다. 그러다 보니 사소한 계기만 생겨도 뇌가 '허리통증을 느끼는 것'이다. 통증을 만성화시키지 않으려면 뇌가 통증을 기억하기 전에 통증을 없애는 것이 중요하다. 즉, 급성 통증을 내버려 두지 말고 조기 치료해야 한다.

통증을 없애는 강력한 무기 '세로토닌'

통증을 느끼는 것은 신체 입장에서 매우 중요한 일이다. 가능하다면 통증이 약한 게 좋을 것이다. 통증을 느끼는 방식은 심리 상태에 크게 좌우된다. 가령 집중해서 무언가를 할 때 통증을 약하게 느낀 적이 있지 않은가? 어릴 때 놀이에 집중하다가 다친 줄도 몰랐다거나 하는 경험 역시 누구에게나 있을 것이다.

이는 기분 탓이 아니다. 뇌의 세로토닌(통증 억제 효과가 있는 신경전달 물질) 분비가 영향을 준다고 한다. 세로토닌은 '행복 호르몬'이라고 불리는데, 만족감을 느낄 때 많이 분비되며 실망할 때는 적게 분비된다. 현대인은 이 세로토닌 부족으로 통증을 잘 느낀다고 한다.

가령 '빨리 통증과 이별하고 싶다'는 이유로 통증만을 생각하거나 '조금 좋아지기는 했는데 재발을 방지하기 위해서 몇 주간은 외출을 삼가자'는 식으로 행동하는 것은 불안을 강화하거나 근육 긴장으로 이어져 통증을 더욱 악화시킨다.

통증에 둔감하게 만드는 것과 민감하게 만드는 것

통증에 둔감하게 만드는 것

- 통증 이외의 다른 것에 의식을 집중시키는 것(기분전환)
- 통증은 억제할 수 있는 것이라는 생각
- 약이나 수술 등에 의한 처치
- 긴장 풀기 · 편안한 마음
- 근육을 이완시키는 것
- 긍정적이고 건강한 습관

통증에 민감하게 만드는 것

- 통증에 의식을 집중시키는 것
- 통증은 억제할 수 없는 것이라는 생각
- 불안과 공포, 분노 감정
- 음주 · 흡연
- 근육을 긴장시키는 것
- 소식 · 건강하지 않은 습관

통증에 둔감하기 위해 필요한 세 가지 영양소

　통증에 둔감하려면 다른 기대감을 만들어야 한다. 기대하는 일이 있으면 통증이 좀 있더라도 나가게 된다. 그리고 친구들과 수다를 떨다 보면 통증도 잊어버린다. 그것이 세로토닌 분비를 촉진하는 것이다.

　한편 세로토닌을 늘리기 위해서는 세 가지 영양 성분이 필요하다. 우선 원료가 '트립토판'이라는 필수 아미노산이다. 콩으로 만든 제품이나 유제품에 많이 들었다. 그리고 트립토판에서 세로토닌 합성을 위해 필요한 것이 '탄수화물'과 '비타민 B6'다.

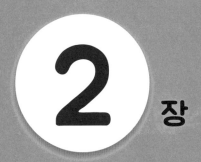

2장

허리통증은

물을 마셔서
고쳐라

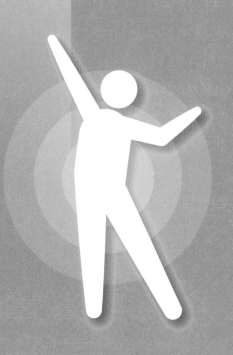

물과 몸의
떼려야 뗄 수 없는 관계

인체의 60%는 물로 이루어져 있다

평균 잡아 인체의 약 60%는 수분으로 이루어져 있다. 그 수분의 작용으로 영양분이 운반되고 신진대사와 체온조절 등이 이루어진다. 이를 통해 생명 유지 기능을 올바르게 작동시킨다. 이것만으로도 물이 건강에 밀접하게 연관되어 있다는 알 수 있다.

단, 몸속에서 수분이 차지하는 비율은 나이에 따라 달라진다. 갓 태어난 신생아는 75~80%, 유아는 70%를 수분이 차지한다. 그러나 그 비율은 나이가 들면서 점점 낮아지며 성인은 약 60%, 60세가 지나간 사람은 약 50%까지 낮아진다. 아기의 피부는 탄력이 있고 촉촉한데 고령자의 피부는 쭈글쭈글하고 거칠거칠한 것 역시 그 탓이다. 노화란 몸에 수분을 유지하는 기능이 약해지는 것이며, 나이가 들면 들수록 수분을 적극적으로 보충해 주어야 한다.

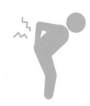

일반적으로 여성의 수분량이 남성보다 적다고 한다. 그리고 지방 조직은 여성이 더 많다고 한다. 즉 체지방률이 높은 사람은 수분량이 적으며, 체지방률이 낮은 사람은 수분량이 많은 경향이 있다. 몸에 포함된 수분을 대략 계산해보자. 체중 60kg인 성인 남성의 경우 약 36kg 이상, 50kg인 성인 여성의 경우 약 30kg 이상이다.

몸에 포함된 수분은 완전한 액체 상태가 아니다. 인간의 몸은 수십조 개나 되는 세포로 이루어져 있으므로 이 세포 속에 전체 수분의 70%가 들어있다. 그 외에는 혈액, 림프액, 피부나 근육 속에 수분이 포함되어 있다. 그러므로 몸의 약 60%가 수분으로 이루어져 있다고 해도 몸속이 물로 찰랑찰랑 차 있는 것이 아니다.

물은 영양·산소의 운반자 & 몸의 조정자

우리의 몸을 구성하는 수분은 몸속에 가만히 있는 것이 아니다. 순환하여 온몸의 세포에 영양과 산소를 전달한다. 동시에 노폐물을 흡수하여 체외로 배출하는 역할을 한다. 이것이 '신진대사'다. 더욱이 물의 역할로서 중요한 것은 체온조절과 삼투압에 의한 체액 농도 조절과 같은 다양한 조절 기능이다.

우리 몸의 평균 체온은 36~37도로, 기온이 변해도 그다지 변화가 없다. 물에 '잘 안 데워지고 잘 안 식는' 성질이 있기 때문이다. 몸의 약 60%가 수분으로 이루어져 있기에 체온이 잘 변하지 않는 것이다. 그렇기에 체온이 1도만 올라가도 몸 상태가 나빠진다. 만약 체온이 40도로 3~4도 올라가면 생명을 위협할 수도 있다. 체온조절은 그 정도로 중요한 것이다.

체온조절은 '땀'이나 '호흡'과 같은 수분의 작용으로 이루어진다. 수분은 증발할 때 주변 열에너지를 빼앗는다. 날이 더울 때나 운동을 해서 체온이 상승했을 때 땀을 흘리는 것은 이 시스템이 작동해 체온 상승을 방지하기 때문이다. 운동할 때는 호흡이 거칠어진다. 이는 폐에서 기화된 수증기를 호흡을 통해 체외로 보냄으로써 몸에서 열을 빼앗는 것이다. 숨을 쉬는 것만으로도 몸은 수분을 빼앗긴다.

몸을 조정하는 중요한 물의 역할

우리 몸은 삼투압 조절을 통해 체액을 농축하거나 희석하고, 전해질(체액 내 이온 농도)의 균형을 유지한다. 인간의 세포는 대부분 반투막으로 이루어져 있다. 반투막이란 액체의 일부 성분만을 통과시키는 성질을 지닌 막을 가리킨다. 이 성질에 의해 체액이 같은 농도를 유지하도록 조절해 준다. 이것을 삼투압 조절이라고 한다. 가령 수분 비율이 줄고 혈액 농도가 진해졌을 때 '목마르다… 물 마시고 싶어.' 하는 반응이 나온다.

혈액은 약알칼리성으로 유지된다. pH(수소 이온 농도. 자세한 내용은 102쪽 참조)로 말하면 7.35~7.45다. 혈액은 그보다 너무 산성이어도, 너무 알칼리성이어도 몸에 악영향을 끼친다. pH7.0이 중성이지만 그 이하인 산성, 혹은 7.75 이상의 알칼리성이 되면 생명을 위협한다고 한다. pH의 조정 기능은 체온조절과 마찬가지로 중요하다.

음식을 영양소로 분해하기 위해 나오는 위액은 신맛으로, 고기를 불과 세 시간 만에 녹여 버릴 정도로 강한 산성(pH2)이다. 녹은 음식은 위에서 나와 십이지장으로 들어간다. 그 후 알칼리성의 새까만 담즙과 췌액을 끼얹어 중화시킨 뒤 소장으로 보내진다. 그리고 몸에 필요한 영양분이 체내에 섭취되는 것이다. 혈액은 항상 약산성을 유지하여 몸을 약알칼리성으로 되돌리도록 조절한다.

더욱이 몸이 산성으로 기울면 위에서 칼슘이 체내로 녹아 들어간다. 칼슘에는 몸을 약알칼리성으로 유지하는 작용이 있기 때문이다. 그렇게 되면 골다공증에 걸릴 위험성이 높아진다. 골다공증이 허리등뼈 압박골절의 원인이라는 것은 이미 설명한 대로다.

하루에 얼마만큼의 수분을 잃는가?

우리 인간의 몸은 충분히 몸을 섭취하지 않으면 굳어져서 움직임이 나빠진다. 국에 넣는 '유부'를 떠올려 보자. 수분을 머금고 있을 때는 부드럽고 말랑말랑하다. 그러나 시간이 지나 수분이 빠져나가면 딱딱해지다가 이윽고 버석버석하게 말라 버린다. 우리 몸도 마찬가지다. 따라서 허리통증의 커다란 원인으로, 몸의 수분 부족으로 인한 근육 뭉침이 있다고 생각한다.

그렇다면 우리는 하루에 얼마만큼의 물을 마시고 어느 정도 배출할까? 우선 배출하는 수분량을 살펴보자. 우리가 배출하는 수분은 '눈에 보이는 것'과 '눈에 보이지 않는 것'으로 크게 나뉜다. 눈에 보이는 수분 중 가장 양이 많은 것은 소변이다. 하루 약 1.5L를 소변으로 배출한다. 대변에도 수분이 약 0.1L 포함되어 있으므로 합쳐서 약 1.6L를 배출한다.

눈에 보이지 않는 수분이라 증발하는 '땀'과 '날숨'이다. 땀으로 약 0.6L, 날숨으로 약 0.3L, 합쳐서 하루 약 0.9L를 배출한다. 이들 모두를 합치면 하루에 무려 약 2.5L의 수분이 빠져나가는 셈이다 (개인차나 그때그때의 몸 상태, 환경 변화에 따라 달라지므로 어디까지나 참고로만 삼자).

마시는 수분과 만들어지는 수분 모두 2.5L

한편 인간은 얼마만큼의 수분을 섭취할까. 마실 것을 마셔서 얻는 수분이 약 1.2L, 음식에 포함된 수분이 약 1L다. 그리고 먹은 것이 체내에서 소화 흡수될 때 영양분을 분해할 때 생기는 수분이 있다. 이 체내에서 만들어지는 수분이 약 0.3L로, 모두 합쳐 하루에 약 2.5L의 수분을 섭취하는 셈이다. 이렇듯 우리 인간은 배출과 섭취의 수분량의 균형을 맞추고 있다.

인간의 몸은 수분량의 20%를 잃으면 생명이 위독해진다고 한다. 체중 60kg의 성인 남성은 36kg이 수분이므로 그 20%는 7.2kg이다(물 1kg=1L). 보통 하루에 약 2.5L의 수분을 배출한다는 것은 단순 계산으로 사흘간 수분을 섭취하지 않으면 죽음에 이른다는 말이다. 실제로는 수분이 부족하면 몸의 조절 기능이 작용하여 소변이나 땀의 양이 줄기에 조금 더 오래 살 수 있다고는 하지만 수분 없이 일주일 이상은 살 수 없다. 인간이 살아가는 데 있어서 물은 그 정도로 소중한 존재다.

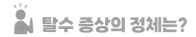 **탈수 증상의 정체는?**

우리는 몸이 탈수 상태이더라도 좀처럼 자각하지 못한다. 특히 중장년층이 되면 더욱 깨닫기 어려워진다. 탈수 상태인데도 그것을 자각하지 못하는 이른바 '숨은 탈수증'을 경험하는 고령자도 많다고 한다. 탈수증이란 몸속 수분이 땀으로 날아가고 그 부족분을 보충할 수 없을 때 일어나는 증상이다.

땀의 근원은 혈액 속 수분이므로, 혈액량이 줄고 혈압이 낮아지면 필요한 영양분이 몸 전체로 운반되지 못하고 노폐물을 배출하는 힘도 낮아진다. 그 결과 다리에 쥐가 나거나 저리기도 한다. 현기증이나 권태감, 경련 등 온열질환 증상도 나타난다.

탈수증에 걸리는 이유는 우리 몸은 생명을 유지하는 기관에 우선 필요한 수분을 보내기 때문이다. 가장 우선되는 것은 뇌, 그다음 각 장기, 그리고 근육에 수분이 공급되는 것은 마지막이다. 즉 뇌에는 지장이 없으므로 장기나 근육이 탈수 상태라고 느끼지 않는 것이다.

마라톤 선수들은 경기 중 다리에 쥐가 나거나 몸이 안 움직여서 쓰러져도 의식이 또렷하다. 이것은 몸이 근육에 대한 수분 공급을 후 순위에 두고 뇌에 우선 수분을 보냈기 때문이다. 즉 의식이 없어진 상태라면 심각한 탈수 상태다.

만약 자신이나 고령의 가족에게 87쪽에서 언급한 증상이 있다면 탈수증을 의심하고 수분을 보충해야 한다. 고령자는 탈수증에 걸려도 스스로 자각하지 못하기도 하므로 주변 사람이 신경 써 주는 것이 중요하다.

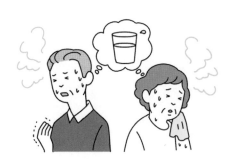

탈수증이나 온열질환 가능성이 있는 증상

가벼운 정도

피부나 입 안이 건조하다   다리에 쥐가 난다

멍하다 · 졸리다   근육이 저린다

의욕이 없다   손발이 차다

현기증 · 휘청거림   이명

중간 정도

두통 · 구역질   소변 색이 진해진다

몸이 나른하다   체중 감소

화장실 가는 횟수가 준다   구토 · 설사

심한 정도

의식이 몽롱하다   몸의 경련

똑바로 못 걷는다   의식을 잃는다

몸이 뜨겁다

탈수증과 온열질환은 일 년 내내 일어난다

　탈수증과 온열질환은 더운 계절에만 일어난다고 생각하기 쉽지만, 꼭 그렇지는 않다. 여름철에 많이 발생하는 것은 사실이지만 몸이 수분을 빼앗기는 상황은 일 년 내내 다양하게 있을 수 있다. 그중에서도 '실내', '운전 중', '야간'이 탈수증과 온열 증상을 일으키기 쉬운 포인트라고 생각한다.

　아파트 등의 실내는 환풍이 잘 안 되어 땀이 잘 증발하지 않아 온열질환에 걸리기 쉽다. 운전 중에는 운전에 집중하기 때문에 수분 보충을 소홀히 하게 된다. 화장실에 가는 횟수를 줄이기 위해 수분 보충을 하지 않는 사람도 있을 것이다. 밀폐된 차 내부는 공기가 정체되기 쉬우므로 종종 환기해야 한다.

　야간에 잠을 잘 때는 땀을 많이 흘린다. 그런데도 자다가 화장실에 가는 것이 귀찮다는 이유로 자기 전 수분을 보충하기를 꺼리기도 한다. 건조한 겨울에는 감기나 독감, 노로바이러스 등의 감염병에 걸릴 위험이 커진다. 발열이나 설사, 구토 등으로 수분을 빼앗기기도 하므로 수분을 충분히 보충해야 한다.

물 마시고
건강을 되찾자

 근본적인 원인은 '체내 물 부족'이다

만성 허리통증이 뼈 주위에 붙어 있는 근육 긴장이나 뭉침에서 일어난다는 것은 이제껏 설명한 대로다. 허리통증을 일으키는 근육 긴장에는 몸의 수분 부족이 큰 연관이 있다. 수분 부족에 의해 혈액이 끈적끈적해지면 혈액 순환이 잘되지 않는다. 그러면 산소 부족을 초래해서 근육 조직이 긴장되어 굳기 때문에 허리통증을 일으킨다. 혈액 순환이 잘 안 되면 노폐물이 잘 배출되지 않게 된다. 이것이 심해지면 신장에 노폐물이 축적되어 염증을 일으키면서 붓는다. 이로써 신장 주변, 즉 허리 근처 신경을 압박하여 허리통증을 일으키는 것이다. 이것이 내가 '물은 근육을 움직이는 윤활유'라고 말하는 이유다.

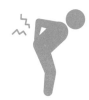

몸의 회복을 높이는 물은 만능 약

물은 몸의 회복 능력을 높여주는 원천이다. 앞서 말한 바와 같이 수분 부족은 노폐물을 쌓는다. 반대로 충분히 수분을 보충하면 혈액 순환이 원활해져서 노폐물을 순조롭게 배출시킨다. 이는 몸의 세포를 재생시키는 효과가 있다. 그러므로 수분 보충이 피로회복을 촉진하는 것은 당연한 일이다.

나는 여름철 더위를 먹었을 때 몸이 나른하게 느껴지거나 허리가 묵직한 것도 80% 이상은 물 부족 때문이라고 생각한다. 더위를 먹는 것은, 피로가 쌓인 것을 깨닫지 못하는 동안 피로가 계속 쌓여서 나른해지는 상태다. 그럴 때는 충분하게 수면하고 수분을 보충하는 것이 가장 효과적이다.

물의 놀라운 효능과 비밀

물의 효능

허리통증 · 어깨 결림 개선

몸이 차가워지는 것을 개선

골다공증 예방

온열질환 예방

눈의 피로 예방

피부를 건강하게 유지

금연을 도움

이완 효과

암의 위험 경감

변비 개선

부종 개선

당뇨병 예방

두통 예방

뇌경색 · 심근경색 예방

피로회복을 도움

다이어트 효과

짜증 해소 효과

효능의 비밀

영양 보충 기능

정장 작용

포만감을 주어 과식 방지

체내 독성을 희석

유해 물질 배출

체액의 전해질 균형을 맞춤

소화를 도움

진정 작용

신진대사 활성화

몸의 산성화 방지

지방을 잘 연소하는
몸을 만들어 줌

효과는 곧바로 나타나지 않는다

"다카하시 선생님, 물을 많이 먹고 있는데 또 허리가 아파요."

이따금 이런 환자가 다시 찾아온다. 대부분 초진 일주일 후 정도다. 물을 적극적으로 마셔서 허리통증을 유발하지 않는 생활습관을 실천하면 허리통증은 확실히 개선된다. 그러나 생활습관을 개선한 지 불과 일주일 만에 몸이 변하지는 않는다.

인간의 몸을 만드는 세포는 쉴 새 없이 신진대사를 반복한다. 새로운 세포가 태어나고 낡은 세포가 죽어서 교체되는 것이다. 이 신진대사의 사이클은 몸의 부위에 따라 다르다. 예를 들어, 위장은 약 5일, 심장은 약 20일, 피부는 약 28일, 근육은 약 60일, 뼈는 약 90일이다.

또한 신진대사의 사이클은 나이나 건강 상태에 따라서도 다르다. 일반적으로 나이를 먹으면 신진대사 속도가 느려진다. 젊을 때보다 나이를 먹은 지금, 다치거나 아플 때 잘 안 낫는다고 느끼는 것은 그 때문이다.

그러므로 물을 적극적으로 먹기 시작했더라도, 허리통증에 좋은 생활습관을 시작했더라도, 효과가 곧바로 나타나지는 않는다. 단 한 달, 두 달 지속하다 보면 '좋은 생활습관'의 세포로 점점 바뀌고, 몇 달 후에는 허리통증을 전혀 신경 쓰지 않는 몸으로 바뀔 것이다.

물을 너무 많이 마시면 위험할까?

이런 질문을 하는 환자도 있다.

"물을 너무 마시면 붓지 않나요?"

나는 이렇게 대답한다.

"하루 2L 정도의 물을 조금씩 나눠 마시면 그럴 일은 없어요. 물이 부족한 사람이 오히려 그렇게 되죠."

환자는 놀라지만 그것은 사실이다. 메커니즘은 이렇다. 몸은 수분 부족을 느끼면 위험 관리 능력을 발휘하여 수분을 체외로 배출하지 않음으로써 몸을 보호한다. 즉 체외로 배출되어야 할 수분을 저장하기 때문에 몸이 붓는 것이다. 수분이 부족하면 변비에 걸리기 쉬우므로 아랫배가 볼록 튀어나온 사람도 있을 것이다. 수분 부족은 무엇 하나 좋은 것이 없다.

한편, 수분 과잉은 어떨까? 평범하게 마시면 문제는 없지만, 극단적으로 많이 마시면 역시 몸에는 좋지 않다. 뭐든 지나치면 좋지 않은 것은 당연한 일이다. 물 과잉 섭취로 인한 병에는 '저나트륨혈증'이 있다. 통칭 '물 중독'. 체내 염분 농도가 낮아지면 생기는 병이다.

참고로 한의학에서는 기(氣), 혈(血), 수(水) 부족이 병을 일으킨다고 생각하여 체내 수분이 쌓인 상태를 '수독(水毒)'이라고 칭한다.

체내의 염분 농도는 신장에서 조절한다. 신장에서 수분 배출량을 조절함으로써 체내 염분 농도를 일정하게 유지하는 것이다.

신장이 정상으로 기능한다면 한 시간에 1L 정도의 수분을 배출한다. 즉 한 시간에 1L 이내의 물이라면 신장은 문제없이 배출할 수 있으며, 물 중독에 걸리지는 않는다. 만약 신장 기능이 떨어져 있거나, 단시간에 한꺼번에 물을 많이 마시면 물 중독에 걸릴 가능성도 있다는 것이다. 만일 물 중독에 걸리면 가벼울 때는 얼굴이나 다리가 붓고 중간 정도에서는 권태감, 현기증, 두통, 수족냉증 등의 증상이 나타난다. 심하면 뇌부종이나 폐수종 등으로 목숨을 위협하기도 한다. 하지만 애초에 한 시간 당 1L의 물을 몇 시간 동안 계속 마실 수는 없다. 물 중독이 걱정되어 물을 안 마시는 일은 없어야 할 것이다.

03

어떤 물을
마셔야 할까?

 ## 물에는 미네랄이 들어있다

물의 원소기호는 'H$_2$O'이므로 수소(H)와 산소(O)의 결합체다. 그러나 실제 물에는 그 외에도 다양한 미네랄(광물)이 포함되어 있다. 미네랄은 인간이 건강하게 살아가는 데 매우 중요한 요소인데, 체내에서 만들 수 없다. 그러므로 먹거나 마심으로써 외부에서 섭취해야 한다. 미네랄 보충을 한다는 점에서 물은 큰 역할을 한다.

그중에서도 '칼슘', '마그네슘', '나트륨', '칼륨'을 물의 4대 미네랄 요소라 해도 좋다. 시판되는 생수의 성분 표시를 보면 이들 함유량이 표시되어 있다. 물론 수돗물에도 미네랄은 들어있다. 미네랄 함유량은 채수지에 따라 다르다. 나중에 설명하겠지만 일본의 물은 비교적 미네랄이 적으며 유럽의 물은 많다고 한다.

4대 미네랄 외에도 철(헤모글로빈의 구성 요소. 부족하면 빈혈과 피로를 일으킨다),
인(세포막의 구성 요소. 당질의 대사를 돕는다), 구리, 아연, 요오드 등 우
 리가 살아가는 데 필수적인 요소가 물에 포함되어 있다.

생수에만 미네랄이 들어있는 게 아니다?

생수를 미네랄워터라고도 하는데 이는 광물이 들어있는 물이라는 뜻이며, 자연계의 천연수를 가리킨다. 수돗물도 미네랄이 들어있으므로 넓은 의미에서는 미네랄워터라고 할 수 있지만, 일반적인 이미지로는 페트병에 담아서 파는 물이 미네랄워터가 아닐까?

일본에서는 농림수산성[3]이 '미네랄워터류(용기에 든 음료수)의 품질 표시 가이드라인'을 마련해 미네랄워터를 99쪽의 표처럼 네 가지로 분류하고 있다.

병에 적힌 품질 표시를 보면 그 물의 분류를 알 수 있다. 단, 이는 일본의 분류 방법이며 유럽의 미네랄워터 기준과는 다르다. 애초에 큰 차이가 있다. 일본의 경우 살균 처리가 의무화되어 있는데 반해 유럽은 무살균이 의무화되어 있다는 점이다.

이는 살균하는 것이 나쁘다든가 살균 안 하면 걱정된다는 뜻이 아니다. 일본의 물은 연수가 대부분이므로 가령 가열 살균해도 성질이 잘 바뀌지 않지만, 유럽은 경수이기에 가열 처리하면 성질이 바뀌는 특징이 있다(가열 살균에 대해서는 다음 페이지에서 설명하겠다).

---

3 한국의 농림축산식품부와 같은 부처 기관

살균에는 자외선이나 오존 살균처럼 비가열 처리하는 방법도 있지만, 유럽에서는 이것도 불가능하다. 일본의 미네랄워터의 네 가지 분류에서 나타내는 것처럼, 미네랄을 포함한 지하수를 원수로 하여 침전, 여과, 가열 살균만 한 본래의 물이 우리가 원래 생각하는 '미네랄워터'라고 할 수 있을 것이다.

물에 들어있는 4대 미네랄

칼슘

주로 치아와 뼈를 만드는 근본 요소다. 세포 안과 혈액 속에 있는 칼슘은 혈액 응고를 돕거나 근육의 수축, 정보 전달을 촉진하는 작용도 한다. 신경이 날카로워지는 것을 가라앉히는 작용도 한다. 칼슘의 99%는 뼈에 저장되어 있으며, 부족하면 뼈에서 녹아 나와 부족분을 보충한다. 따라서 칼슘 부족은 골다공증을 일으키는 원인이 된다.

마그네슘

주로 치아와 뼈를 만드는 근본 요소다. 체내 효소를 활성화하고 피로 방지와 변비 해소 효과가 있다. 부족하면 근육 경련, 우울증, 불안감 등을 일으킨다. 칼슘을 충분히 섭취해도 마그네슘이 부족하면 근육 수축에 영향을 주어 경련이나 저림의 원인이 된다. 심장의 이상, 부정맥 등을 일으킬 수도 있다.

나트륨

세포의 안쪽과 바깥쪽 농도의 균형을 맞춘다. 마그네슘과 마찬가지로 칼슘 등 다른 미네랄의 작용을 돕는다. 근력 향상, 피로회복을 촉진한다. 염분이 많은 식생활을 가졌다면 부족할 염려는 적지만 과잉 섭취에 주의해야 한다. 과잉 섭취는 고혈압의 원인이 되며 그로 인해 뇌졸중과 신장 질환 등을 일으키기도 한다.

칼륨

세포 안에 녹아서 산성과 알칼리성의 균형을 맞춘다. 혈압 조절, 심근 수축을 조정하는 작용을 한다. 신경과 근육의 작용을 정상적으로 유지하는 데 필수적이다. 부족하면 저칼륨혈증에 걸리며 무기력감, 피로감 등의 증상이 나타난다. 여름에 땀을 많이 흘렸을 때 땀과 함께 칼륨이 빠져나가 더위를 먹는 원인이 되기도 한다.

일본 농림수산성이 제시하는 미네랄워터의 네 분류

분류	내추럴워터
품명	내추럴워터
원수	특정 수원에서 채취된 지하수
처리 방법	여과 · 침전 · 가열 살균에 한정

분류	내추럴워터
품명	내추럴미네랄워터
원수	특정 수원에서 채취된 지하수 중 땅속에 미네랄이 용해되어있는 것
처리 방법	여과 · 침전 · 가열 살균에 한정

분류	미네랄워터
품명	미네랄워터
원수	특정 수원에서 채취된 지하수 중 땅속에 미네랄이 용해되어있는 것
처리 방법	여과 · 침전 · 가열 살균 외에도 오존 살균 · 자외선 살균, 미네랄 조정 · 복수의 수원에서 채취한 내추럴 미네랄워터에 블렌드 등을 한 것

분류	보틀드워터
품명	보틀드워터 혹은 음료수
원수	특정 수원에서 채취된 지하수 외의 음료용 물(지하수나 수돗물을 수원으로 한 물, 증류수 · 순수 등)
처리 방법	살균 처리 방법 한정 없음

경수와 연수 중 무엇이 건강에 좋을까?

미네랄워터에는 '경수', '연수'라는 성분 분류가 있다. 이는 물에 포함된 칼슘과 마그네슘 농도를 수치화한 '경도'를 기준으로 표시된다. 경도가 높은 물, 즉 칼슘과 마그네슘의 함유량이 높은 물을 '경수', 함유량이 낮은 물을 '연수'라고 한다. 경수와 연수 중간에 해당하는 물은 '중경수'라고 한다.

일본의 물은 대부분 연수다. (한국의 물은 일본의 물에 비하면 경수지만 유럽의 물에 비하면 연수다.)[4] 연수는 목 넘김이 좋고 부드러우며 개성이 강하지 않다. 일본인에게는 예로부터 익숙하므로 '맛있는 물'이라고 느끼는 사람이 많을 것이다. 한편 유럽의 물은 대부분 칼슘과 마그네슘을 많이 함유한 경수 혹은 중경수다. 일본인은 경수에 익숙하지 않으므로 쓰다고 느끼거나 맛이 없다고 느끼는 사람도 많다.

경수는 칼슘이나 마그네슘을 섭취할 수 있다는 이점이 있다. 특히 칼슘 흡수력이 떨어지는 고령자는 경수를 마시면 좋다. 운동 후의 미네랄 보급에도 적합하다. 일상적으로 경수를 마시는 사람은 뇌졸중이나 심장병에 잘 걸리지 않는다는 통계 자료도 있다. 변비를 해소하는 효과도 있으며 다이어트에 좋다고 한다.

---

4   h21.hani.co.kr/arti/culture/culture_general/30087.html
    www.waterjournal.co.kr/news/articleView.html?idxno=1056

다만 경수에 익숙지 않은 사람이 경수를 너무 많이 마시면 설사를 일으키기 쉬우며, 피부가 거칠어지기도 한다. 신장 질환이 있는 사람이 경수를 너무 많이 마시면 칼슘 섭취 과다로 요로결석이 쉽게 생기기도 한다. 이처럼 경수에는 단점도 있다. 이를 이해한 후에 자신의 체질에 맞는 물을 고르는 게 좋다.

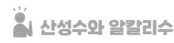

산성수와 알칼리수

물의 부류로서 pH(수소 이온 농도)도 있다. 물 속에 수소가 어느 정도 들어 있는지를 나타내는 기준이다. pH 수치는 1에서 14까지 나타내며, pH 1이 강한 산성, pH14가 강한 알칼리성, pH7이 중성이다.

그렇다면 음료수로서 적합한 pH 수치는 어느 정도일까. 인간의 체액은 pH7.35~7.45의 약한 알칼리성이므로 나는 그것에 가까운 물이 좋다고 생각한다. 일본의 수돗물은 pH5.8~8.6이라고 한다. 일본의 미네랄워터는 브랜드에 따라 다르지만, pH7~10 전후의 알칼리성이 많다고 한다. (한국의 수질기준은 pH5.8~8.5이며 최근 수치는 pH6.6~7.4이다.)[5]

---

5   서울 아리수 본부 2023년 수돗물품질보고서 리플릿 https://arisu.seoul.go.kr/c2/sub7.jsp

수돗물을 미네랄워터와 비교하면?

최근에는 수도꼭지에서 나오는 수돗물을 그대로 마시는 사람이 적어졌다고 한다. 약간 오래된 통계지만 2008년 일본 내각부대신 관방정부 홍보실의 여론조사를 소개하겠다.

'특별히 조치하지 않고 수돗물을 그대로 마신다'(37.5%)
'정수기를 설치해서 수돗물을 마신다'(32.0%)
'미네랄워터 등을 구매해서 마신다'(29.6%)
'수돗물을 한 번 끓여서 마신다'(27.7%)

복수 답변이 가능한 조사지만 수돗물을 그대로 마시는 사람은 거의 세 명 중 한 명이라는 결과다. 그후 동일본 대지진에 의한 원전 사고가 나서 수돗물 속 방사성 물질의 영향이 불거지면서 현재는 수돗물을 그냥 마시는 사람이 줄었을 것으로 추정된다.

그렇다면 수돗물보다 미네랄워터가 더 안전한 것일까? 답은 '둘 다 안심하고 마실 수 있다'이다. 수돗물의 수질 기준은 수도법으로 정해져 있다. 세균 유무나 성분 기준치에 관해 51개가 넘는 확인 항목이 있다. 나아가 지자체에 따라서 더욱 많은 검사 항목을 마련한 곳도 있다. 수돗물은 이 모든 항목을 만족한 후에 소비자에게 제공된다.

한편 미네랄워터는 식품위생법으로 관리된다. 이들 검사 항목은 '살균·제균 공정 있음'의 경우는 39개, '없음'의 경우에는 14개다. 이 항목 중에는 수돗물보다 기준치가 낮은 것도 있다. 물론 일본의 수질 기준은 세계에서도 매우 높은 수준이므로 모두 안전성에는 문제가 없다. (한국도 수돗물 수질이 좋은 편이며 생수의 안정성에 문제가 없다.)[6] 더욱이 미네랄워터와 수돗물의 가격 차이를 보더라도 수돗물은 미네랄워터에 비해 약 1000분의 1 정도. 가격을 보면 수돗물이 압도적 승리다.

---

6 https://www.waterindustry.co.kr/overseas/overseas03_view.php?code=overseas01&idx=13628

염소 냄새가 신경이 쓰일 때는?

수돗물을 마실 때 우리가 가장 신경 쓰는 것이 염소 농도가 아닐까? 염소는 수돗물 소독에 필수적이지만 냄새가 신경 쓰인다는 사람도 있다. 또한 '트라이할로메테인'이라는 발암물질이 생성된다고도 한다. 물론 염소는 물을 소독하는 과정에서 트라이할로메테인을 생성한다. 그러나 총 트라이할로메테인량은 1리터당 0.1mg 이하라는 기준이 확실히 지켜지고 있다. 즉 인간이 평생에 걸쳐 매일 2L의 수돗물을 계속 마셔도 건강에 영향을 미치지는 않는다는 것이다.

반대로 염소에 의한 소독·살균 효과도 있다. 냉동고에서 만드는 얼음은 미네랄워터로 만든 후 방치하면 잡균이 번식하기도 한다고 한다. 또한 입을 헹굴 때는 미량의 염소가 포함된 수돗물이 적합하다고 한다. 약의 복용에는 연수가 좋다고 하므로 수돗물이나 일본의 미네랄워터는 안심할 수 있지만, 해외의 미네랄워터는 경수가 많으므로 성분표를 확인하는 게 좋다.

설령 수돗물의 염소가 인체에 악영향을 주지 않는다고 해도 염소 냄새가 신경 쓰여서 못 마시겠다는 사람도 있을 것이다. 수돗물을 끓여서 염소 냄새를 빼고 싶다면 15분 이상 끓이도록 하자. 전기 주전자로 끓이기를 반복하면 좋다고 한다.

염소는 공기에 닿으면 휘발되는 성질이 있다. 수돗물을 받아 두거나 냉장고에서 하룻밤 두고 마시면 염소가 꽤 날아가 냄새도 신경 쓰이지 않게 된다. 간단한 방법으로는 수돗물에 레몬 조각을 넣거나 레몬즙을 몇 방울 떨어뜨리기만 해도 염소가 날아간다. 이는 레몬에 포함된 비타민C와 염소가 결합하여 염소 이외의 물질로 변화하기 때문이라고 한다. 시도해볼 만하다.

어느 쪽이든 일상생활 속에서 습관적으로 물을 마시는 것이 가장 중요하다. 허리통증을 없애기 위한 목적이라면 수돗물로 충분하다. 자신의 취향이나 상황에 따라 물을 충분히 마시자.

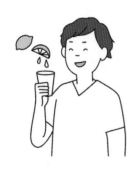

3 장

하루 2L의 물을 마시자!

01

물 마시는
생활을 시작하자

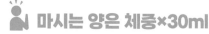 **마시는 양은 체중×30ml**

내가 아무리 "매일 물을 충분히 마시세요."라고 조언해도 실제 생활습관으로 만드는 환자는 적은 것 같다. 이유는 다양하다.

"화장실에 자주 가게 돼서요."

"물은 맛이 없어요."

"목이 안 마르면 못 마시겠어요."

그래도 물을 마시는 습관이 어느 정도 허리통증 해소에 효과가 있는가를 열심히 설명해 온 결과, 이를 이해하는 사람이 조금씩 늘었다. 우리 접골원의 대기실에는 정수기를 설치했다. 물 이야기를 한 후에 깨달았다는 듯 물을 마시는 환자들을 보면 흐뭇하다.

한편 하루에 마시는 물의 양은 '체중(kg)×30ml'를 기준으로, 그보다 많이 마시도록 지도하고 있다. 체중이 60kg이라면 1800ml. 이것이 최저 섭취량이라고 생각해야 한다. 식사 중에도 하루에 필요한 수분량의 5분의 1 정도는 섭취하므로 순수하게 마시는 물은 적어도 1.3~1.5L 정도일까.

2장에서도 말했지만, 신장 기능이 정상인 사람이라면 물의 과잉 섭취는 걱정하지 않아도 좋다. 그러므로 하루 2L의 물을 마시는 정도의 생활습관이 생긴다면 허리통증 해소는 물론, 건강한 몸을 얻을 수 있을 것이다.

물 마시는 습관을 들인다

나는 '물을 마시는 것이 힘들다'는 환자에게 '화분에 물 주기' 이야기를 한다. 대부분 한꺼번에 물을 많이 마셔야 한다고 생각하기 때문에 물 마시기를 어려워한다. 하지만 화분에 물을 줄 때 한꺼번에 많이 주면 물이 넘쳐서 밑받침에 고이기 마련이다. 화분의 흙이 약간 마른다 싶을 때 흙을 적실 정도로 조금씩 물을 주면 식물은 건강하게 잘 자랄 것이다.

우리 인간도 마찬가지다. 한꺼번에 두세 컵의 물을 마신다고 해서 전부 체내에 흡수되는 것은 아니다. 인간이 한 번에 흡수할 수 있는 물의 양은 컵 한 잔 정도(150~200ml)라고 한다. 그것을 30분에서 한 시간 간격으로 마시면 가장 좋다.

우선은 곁에 항상 물을 두는 것부터 시작하자. 테이블 위에 물이 들어 있는 500ml 물병을 항상 놓아두고 주기적으로 물을 마시면 의외로 잘 마실 수 있다. 2리터짜리 물병을 눈앞에 놔두면 좀 부담되지만 500ml는 자리도 차지하지 않고 가볍게 손이 간다.

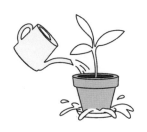

화분에 물을 줄 때 한꺼번에 많이 주면 물이 넘치기 마련이다.

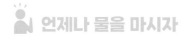 언제나 물을 마시자

　외출 중에도 가능한 한 주기적으로 물을 마시자. 장보기 등으로 외출했을 때는 집에 있을 때보다 몸을 움직이므로 자연스럽게 많은 수분을 빼앗긴다. 그러므로 항상 페트병에 물을 담아서 다니도록 하자. 전철에서 이동할 때, 에스컬레이터를 타거나 신호를 기다릴 때 등 잠시 멈췄을 때 물을 한 모금 마시면 입도 깔끔해지고 효과 좋은 수분 보충을 할 수 있다.

　"물은 언제 마시면 좋은가요?"라는 질문을 하는 사람도 있다. 나는 "언제든 생각나면 마시세요."라고 답한다. 가장 중요한 것은 목마르다고 느낄 때 마시는 것이다. 땡볕 아래서 작업을 한 후나, 라면 등 염분이 강한 음식을 먹은 후 등에 갈증이 나는 것은 당연하다. 하지만 우리는 더욱 다양한 때에 물이 필요하다. 다음 페이지의 그림을 보면서 생활 속에서 물을 마시는 장면에 대해 생각해 보자.

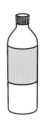

생각날 때 물을 한 잔 마시자

한 번에 200~250ml (컵으로 한잔 정도)의
물을 하루 열 번 정도 나누어 마시자.

6:30	기상 시
7:30	아침 식사 전
10:00	오전에 한 번
12:00	점심 식사 전
14:00, 16:00	오후에 두 번
18:00	운동 전후
19:00	저녁 식사 전
22:00	씻기 전후
23:30	취침 전

수분은 나누어서 주기적으로 섭취하면 좋다

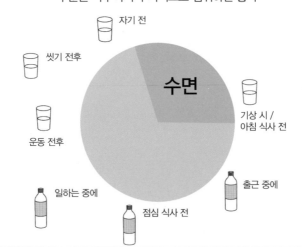

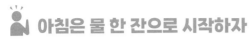

아침은 물 한 잔으로 시작하자

아침에 일어나서 마시는 한 잔의 물이 몸을 깨운다는 사실은 많이 알고 있을 것이다. 하지만 실행하는 사람은 적은 듯하다. 정말 안타까운 일이다. 자는 동안에는 땀 등으로 수분을 빼앗긴다. 사람들도 아침에 눈을 떴을 때 수분이 부족한 상태라는 것을 알고 있을 것이다. 빼앗기는 수분의 양에 계절마다 차이가 있지만, 평균적으로 하룻밤 약 500ml 정도라고 한다. 그러므로 아침에 일어나자마자 마시는 한 잔의 물은 수분 부족을 개선하는 효과가 있다.

아침에 마시는 처음 한 잔의 물은 우리의 몸에 수많은 효능을 준다. 가령 수분 부족으로 뻣뻣해진 근육을 풀어주기 때문에 '일어날 때 허리가 아파서 힘든 사람'에게 효과가 있다. 그리고 잠들어 있는 장기 기능을 일깨워서 몸의 컨디션을 정돈한다. 아침 공복시에 물을 마심으로써 장기에 활력을 주고 저항력이 있는 몸을 만들어 준다. '아침에 일어나서 물을 마시는 습관을 들이자 감기에 잘 안 걸린다'라거나, '아침에 눈이 잘 떠진다'라고 말하는 환자들도 있었다. 나이를 먹으면 아침에 일어날 때 명치 통증을 호소하는 사람도 많을 것이다. 한 잔의 물은 위산을 억제하여 명치 통증을 막는 효과도 있다.

수분 부족은 변비의 원인 중 하나다. 아침, 공복시의 물은 용변을 잘 볼 수 있도록 하고 소화불량을 막는다. 이때 물은 흡수가 좋은 상온이나 끓인 물을 추천한다. 물은 몸의 노폐물과 독소를 배출하는 디톡스 효과도 있다. 원래 인간의 몸은 수면 중에 세포의 신진대사가 이루어져 재생된다. 그때 몸속에서 불필요해진 노폐물과 독소가 생기는데 수분을 보충함으로써 그러한 물질의 배출을 촉진해 주는 것이다.

변비 해소와 디톡스 효과가 건강한 피부를 유지하는 데 도움을 준다는 것은 이미 잘 알 것이다. 피부의 활성화도 촉진되고 보습 효과도 좋아진다. 나이를 먹을수록 수분을 유지하는 기능이 약해져서 피부가 거칠어지므로 수분 보충은 필수다. 또한 물을 마시면 뇌가 활성화된다. 부교감신경이 작용하여 수면모드인 뇌에 수분이 도달하면 뇌를 자극하여 교감신경을 활발하게 한다. 아침부터 뇌가 활발히 돌아가는 이유다.

취침 30분 전 마시는 물이 건강으로 이끄는 이유

앞장에서 말한 대로 취침 중에는 500ml에 가까운 수분을 빼앗긴다. 그러므로 취침 전, 특히 30분 정도 전에 물을 마시는 것은 중요하다. 수면 중에는 신장 기능도 떨어지므로 취침 직전에 물을 마시면 남은 수분이 잘 여과되지 않아 '부종'으로 이어진다는 설도 있지만, 한 컵 정도의 물이라면 혈액 순환을 좋게 하고 노폐물을 배출하는 효과가 더 좋아지므로, 오히려 적극적으로 마셔야 한다.

'자기 전에 물을 마시면 한밤중에 화장실 때문에 깰 것 같다'라며, 자기 전에 물 마시기를 꺼리는 사람도 있다. 나는 잠들기 30분 전에 한 컵 정도의 물을 마시는 것이 깊은 수면으로 이어질 수 있다고 생각한다. 오히려 한밤중에 깨는 일이 줄어드는 것이다. 자기 전 한 컵의 물을 마신다고 해도 하룻밤에 그 이상의 수분을 빼앗기므로 아침에는 대부분 가벼운 탈수 증상으로 깨어난다.

아침 한 잔의 물, 엄청난 장점

- 빼앗긴 수분 보충

- 근육을 풀어줌

- 장기에 활력을 줌

- 저항력 있는 몸을 만듦

- 명치 통증 예방

- 변비 해소

- 디톡스 효과

- 다이어트

- 뇌의 움직임 활성화

- 피부 활성화

- 구내 세균 번식 방지

체내의 수분이 부족하면 수면의 질이 떨어져 깊은 잠을 방해한다. 한밤중에 여러 번 깨거나 아침에 일어날 때 개운하지 않은 것은 그 때문이다. 한밤중에 화장실에 가려고 깨는 것은 자기 전에 마신 물 탓이라기보다는 다른 이유가 있다고 생각해야 한다. 취침 전에 물을 안 마시면 수면 중에 체내 수분이 부족하여 혈액 농도가 높아진다. 즉 혈액이 끈적끈적해져서 혈액 순환이 잘 안 된다. 새벽부터 아침까지 뇌경색이나 심근경색 등 혈액으로 인한 병이 잘 일어나는 것은 바로 이 때문이다.

자기 전 마시는 물, 엄청난 장점

- 수면 시 빼앗기는 수분을 보충
- 혈액이 끈적끈적해지지 않음
- 근육을 풀어줌
- 숙면
- 성장 호르몬 분비 촉진
- 다이어트
- 피부 활성화
- 입안 세균 번식 방지

자기 전 마시는 물이 몸을 재생한다

수분이 부족한 채로 취침했을 때 혈액 순환만 나빠지는 것이 아니다. 성장 호르몬의 분비도 나빠진다. 성장 호르몬은 몸의 조직 회복이나 재생, 면역력 유지 등 피로회복에 빼놓을 수 없는 매우 중요한 역할을 담당한다. 유년기나 청년기는 그야말로 뼈의 성장이나 근육 발달을 촉진하는 역할이 큰데, 성인이 된 후에는 몸의 피로를 해소하는 호르몬으로써 작용한다. 성장 호르몬 대부분은 잘 때 분비된다. 그것도 수면의 질이 좋을 때 활발히 분비된다고 한다.

질 좋은 수면이란 얕은 수면인 '렘 수면'과 깊은 수면인 '논렘 수면'으로 나뉘는데, 그것을 일정 간격으로 반복한다. 그중에서도 뇌가 쉬는 깊은 잠인 논렘 수면이 중요하다. 체내 수분이 부족하면 수면이 얕아져서 숙면을 방해하므로 성장 호르몬 분비를 방해하여 쉽게 피로해지는 몸으로 만든다.

식사 30분 전 물을 권하고 식사 중에는 물을 권하지 않는 이유

나는 허리통증을 호소하는 사람에게는 다이어트를 권하지 않는다. 특히 여성의 경우 다이어트를 심하게 하면 골다공증에 걸릴 위험도 있다. 비만인에게는 허리에 부담을 주지 않도록 주의를 당부한다. 서 있을 때 허리등뼈에는 체중의 두 배의 압력이 가해진다고 한다. 그 압력을 허리등뼈 전체에 고루 분산시킬 수 있다면 부담이 되지는 않을 것이다. 그러나 압력 분산의 균형이 깨지면 허리통증의 원인이 된다. 체중을 필요 이상으로 늘리지 않는 것은 허리등뼈에 걸리는 압력을 덜어준다.

물을 마시는 습관은 다이어트 효과도 기대할 수 있다. 앞서 소개했듯이 혈액 순환이 잘 되어 신진대사를 촉진하기 때문이다. 칼로리를 잘 태우는 몸으로 만들어 준다는 말이다. 그중에서도 식전 30분(공복 시)에 마시는 물은 다이어트에 효과적이다. 식사 전에 물을 마심으로써 포만감을 느낄 수 있기 때문이다. 소화기 계통의 장기를 자극하여 먹은 것을 위에서 장으로 원활히 내보낸다.

주의해야 할 것은 식사 직전에 물을 마시는 것이다. 우리는 먹은 것을 소화하기 위해 위산의 힘을 빌린다. 그러나 식사 직전에 물을 마시면 위산이 물로 희석되어 소화에 시간이 걸리기 때문에 오히려 위에 부담을 준다. 식사 30분 전이라면 희석된 위산이 원래로 돌아가기 때문에 문제없다. 음식의 소화는 저작을 통해서도 활발해지는데, 식사 중에 물을 마시면 타액 분비와 저작에도 방해가 된다. 식사 중에 물을 너무 많이 마시는 것도 삼가자.

물 온도 42도에서 반신욕 할 때 흘리는 땀의 양

입욕 시간	땀의 양
3분	160ml
6분	320ml
9분	480ml
12분	640ml
15분	800ml

씻기 전에는 물을 충분히 마시자

씻으면 기분이 좋아진다. 특히 반신욕은 다양한 효능이 있다고 한다. 온열에 의한 피로회복 효과, 수압에 의한 혈액 순환 촉진 효과, 부력에 의한 근육과 뇌의 이완 효과 등이다.

이들 효과는 의학적으로도 증명되어 있다. 그리고 모두 허리통증의 개선과 예방에도 효과적이다(단, 급성 허리통증의 경우 몸을 데우면 통증이 심해질 수도 있으므로 의료 관계자에게 상의하도록 하자). 만성 허리통증을 앓는 사람은 특히 반신욕 효과를 실감했으면 한다. 그러나 반신욕은 일상생활 중 가장 수분을 빼앗기는 행위로도 볼 수 있다. 122쪽 표를 보면 알 수 있듯이 반신욕 하는 동안에는 상당한 양의 땀을 흘린다. 42도의 물에 15분간 몸을 담그기만 해도 800ml의 수분을 빼앗긴다.

인간은 체내 수분의 2%를 잃으면 현기증이나 구역질 등의 탈수 증상이 나타난다고 한다. 체중 50kg인 사람의 2%는 1kg(물로 치면 1000ml)이므로 조금만 반신욕을 오래 하는 것만으로도 탈수 상태가 된다. 그러므로 반신욕 전후에는 물론 반신욕 중에도 반드시 수분을 보충해야 한다. 특히 몸을 오래 담그는 사람은 물병에 물을 담아 욕실로 가지고 들어가자.

반신욕 중에는 몸에서 수분이 서서히 빠져나간다. 그러므로 수분 보충도 그것에 맞추어 서서히 하는 것이 매우 중요하다. 물을 입에 머금고 있다가 조금씩 삼키자. 반신욕을 하면 수압 때문에 소변이 나오기 쉬운 상태가 된다. 반신욕을 한 후에 화장실에 가고 싶어지는 것은 그 때문이다. 그러므로 입욕 후에도 물 한 컵을 잊지 말고 마시도록 하자.

02

꼭 물이어야 할까?
어떤 수분을 섭취해야 할까?

 수분을 섭취하는 것이 아니라 물을 마시는 것

'저는 커피를 하루에 다섯 잔 마시니까 수분은 충분해요.'
'맥주나 다른 술로 2L 정도는 매일 마셔요.'

이런 것으로 물을 마셨다고 생각하는 것은 큰 착각이다. 수분이라면 아무거나 다 되는 것이 아니다. 가능한 한 '물'을 마시기 바란다. 왜 물이어야 하는지 몇 가지 예를 들어 설명하겠다.

◆ 콜라, 주스류, 스포츠음료

콜라나 주스류가 수분 보충으로는 좋지 않다는 것은 말할 필요도 없을 것이다. '당분 덩어리'이기 때문이다. 2015년, 세계보건기구(WHO)는 비만이나 충치 예방을 위해 당분을 하루 섭취하는 칼로리의 5% 미만으로 제한해야 한다는 지침을 발표했다. 이는 성인의 경우 설탕 약 25g, 티스푼으로 6스푼 정도의 양이다.

과도한 당분 섭취가 혈관을 망친다는 사실은 널리 알려져 있다. 혈액 순환이 잘 안 되면 근육의 유연성이 떨어진다. WHO는 주로 가공식품이나 청량음료, 과즙음료에 들어간 설탕이나 꿀 등의 당분을 섭취 제한 대상으로 삼았다. 실제로 주스에 들어있는 당분은 100ml 당 많게는 10g이나 된다. 만약 그 주스를 300ml 마시면 당분은 30g이 되는데, 그것만으로 WHO의 지침을 넘어서게 된다.

시중에는 '제로 슈가'라고 광고하는 콜라나 주스도 있다. 하지만 물 대신 그런 것들로 수분 보충을 해도 상관없다고 할 수는 없다. '제로 슈가'라고 표시는 돼 있더라도 당알코올이나 올리고당을 사용한다. 당분이 완전히 '제로'라고 할 수는 없다. 기본적으로 콜라나 주스류는 기호품으로 생각하고 즐기는 정도가 좋다.

스포츠음료도 원래는 운동 중이나 그 후에 마시기 위해 만들어진 것이다. 수분 보충과 함께 당분과 염분 보충도 해 준다. 일상생활에서 줄곧 마신다면 당분을 과다 섭취하게 된다. 운동할 때는 땀과 함께 칼슘도 빠져나간다. 그래서 운동 직후 영양 흡수가 좋을 때 우유를 마시면 좋다고 한다. '경구 수분 보충제'도 몸에 잘 흡수되도록 염분과 당분이 포함되어 있으므로 탈수 상태일 때는 무척 좋은 음료다. 그러나 일상생활에서 물 대신 마시는 것은 권할 수 없다. 너무 많이 마시면 비만과 고혈당의 원인이 된다.

◆ 녹차, 홍차, 커피

녹차나 홍차에는 당분이 들어있지 않으니 좋다고 생각할지 모르지만, 이 또한 수분 보충으로서는 적절하지 않기에 큰 착각이다. 차나 커피에는 카페인이 들어있다. 카페인은 이뇨 작용을 하므로 몸에서 수분을 빼앗는 음료라고 생각해야 한다. 취침 전에 마시면 깊은 잠을 방해할 뿐 아니라 취침 중에 수분을 더욱 많이 빼앗기도록 한다. 이 또한 어디까지나 기호품이라고 생각하자.

◆ 주류

알코올도 이뇨 작용을 하므로 수분 보충을 하기에는 부족하다. 그중에서도 맥주는 이뇨 작용이 강하다. 1L의 맥주를 마시면 1.1L의 수분을 빼앗긴다. 술을 마시고 자면 다음 날 아침에 목이 마른 것은 이 때문이다. 씻고 난 후에 마시는 맥주는 탈수 증상의 원인이 되므로 주의가 필요하다. 술을 마실 때는 마시는 술과 같거나 그보다 많은 양의 물을 '체이서'로서 마시도록 하자.

◆ 보리차 등 논카페인 음료

내가 수분 보충으로서 물 이외에 추천할 수 있는 것은 보리차 정도다. 보리차는 카페인이 들어있지 않고 미네랄이 들어있으며 몸을 차게 하는 작용을 하므로 여름철 수분 보충용으로는 좋다.

수분 보충에 적합한 것, 적합하지 않은 것

수분 보충에 적합하지 않음

주스 · 콜라

커피

홍차

녹차

술

일부 적합함

스포츠 음료

경구 수분 보충제

우유

수분 보충에 적합함

물 · 끓인 물

보리차

(카페인이 없는) 메밀차

(카페인이 없는) 허브티

(무가당) 탄산수

일단은 탄산수부터 시작해도 좋다

아직 물을 마시는 습관이 안 든 사람이 갑자기 무미 무취의 물을 마시려고 하면 괴롭기만 하다. 그런 사람은 무가당 탄산수부터 시작하면 어떨까. 그러다가 익숙해지면 물로 서서히 바꾸는 것이다. 탄산수는 수분을 보충하기에 문제가 없는 음료다. 단 꿀꺽꿀꺽 마실 수 없고 금방 포만감을 느끼기 때문에 굳이 추천하지는 않는다. 그래도 자주 물을 마시는 버릇을 들이기 위해 이용하는 것은 좋다고 생각한다.

사실 탄산수에는 물에 없는 효능도 있다. 그것은 수분 흡수가 빠르다는 것이다. 탄산수에는 이산화탄소가 들어있다. 탄산수를 마셔서 이산화탄소가 체내에 들어가면 혈중 이산화탄소 농도가 높아진다. 그러면 우리 몸은 혈중 산소 농도를 높이기 위해 혈관을 확장하여 혈류량을 늘리려고 한다. 즉 혈액 순환이 좋아져서 수분 보충이 빨라지는 것이다.

또한, 체내에 축적된 피로물질인 젖산을 분해하는 효능도 있다. 젖산은 운동을 통해 산소와 지방이 연소할 때 타다 남은 재와 같은 것이다. 이것이 근육에 쌓이면 피로가 누적된다. 그 젖산을 탄산수에 포함된 중탄산이온이 분해하여 체외로 배출해 준다.

목 넘김이 좋도록 향이 가미된 탄산수에는 당분이 든 것도 있으므로 탄산수를 마실 때는 무가당을 고르도록 하자. 최근에는 향이 가미된 생수도 다양하게 판매되고 있다. 맛있고 목 넘김이 무척 좋아서 자기도 모르게 꿀꺽꿀꺽 마시게 된다. 그러나 이것도 당분이 포함된 것이 있으므로 구매할 때 성분표를 확인하여 무가당을 고르도록 하자.

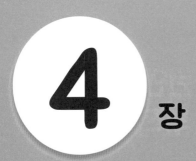

4 장

허리통증을
없애기 위한

28가지
습관

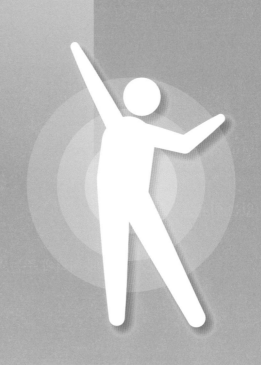

허리통증의 원인은
일상생활의 누적

'악습관 저축'이 허리통증으로 이어진다

무거운 물건을 들어 올리거나 허리를 숙였다가 일어나는 동작을 떠올려 보자. 허리에 부담이 되는 이미지가 떠오르지 않는가? 사실 그러한 동작만 허리통증을 일으키는 원인이 되는 것은 아니다. 허리는 체중에 영향을 받고 서기, 앉기, 눕기와 같은 자세에 의해서도 항상 부하를 받고 있다.

무거운 물건을 들어 올리느라 허리에 통증이 생겼다면 그것은 그저 계기일 뿐이다. 평소 생활습관의 누적이 허리통증을 발생시켰다고 생각해야 한다. 즉 허리통증은 평소 습관이 낳는 '생활습관병'이라고도 할 수 있다. 그렇지 않다면 똑같이 무거운 물건을 들어 올렸는데도 허리통증이 생기는 사람과 생기지 않는 사람이 있는 이유를 설명할 수 없다.

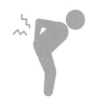

똑바로 섰을 때 허리에 주는 부담을 기준으로 일상의

자세에 의해 허리에 걸리는 부담을 비교해 보자. 가장 부담이 적은 것은 똑바로 누운 자세다. 의외인 것이 의자에 앉았을 때의 부담이 크다는 것이다. 선 자세, 앉은 자세로 몸을 앞으로 숙이면 부담은 더욱 커진다. 머리의 무게를 떠받치기 때문이다.

허리에 부담을 주는 자세를 자주 취하는 이사 업계나 농·어업 종사자는 이런 환경에 처하기 쉽다. 계속 앉아서 일하는 사무직이나 택시 운전사, 서서 일하는 점원 등도 마찬가지다. 장시간 같은 자세가 이어지면 허리에 주는 부담은 누적된다. 나는 이것을 허리에 '악습관을 저축하는 일'이라고 생각한다. 이 '악습관 저축'을 끊지 않으면 허리통증의 원인을 없앨 수 없기에 허리통증이 거듭 생기는 것이다.

허리통증을 발생시킬 가능성이 큰 원인으로서 카테고리를 나누어보았다. 일상생활, 잠, 식습관, 걷기 등 총 네 가지다. 다음 페이지부터 허리통증 개선의 비결을 소개하겠다.

01 │ 무의식중에 이를 앙다물고 있으면 온몸에 악영향을 끼친다.

우리의 치아는 음식을 먹을 때 외에는 위아래가 닿지 않도록 되어 있다. 입을 다물고 있어도 위아래 치아는 가볍게 벌어져 있는 법이다. 그러나 어떤 작업에 몰두해서 약간 머리를 숙이는 자세가 이어지거나, 환경이 바뀌어서 큰 스트레스를 받는 상황이 되면 무의식중에 이를 앙다물게 된다.

의식하지 못하는 정도의 힘이라도 위아래 치아가 맞닿은 채로 있으면 몸에 좋지 않다. 턱에서 목, 어깨에 걸쳐 많은 근육에 원래 가해지는 힘보다 강한 힘이 가해진다. 지각과민이나 악관절증, 이명이나 편두통, 어깨결림, 허리통증 중 전신에 악영향을 끼친다. 이 또한 일상생활의 '악습관 저축'이다.

해결법은 입술을 붙이고 안쪽 치아를 뗀 후 혀를 아래턱 쪽에 붙이고 얼굴의 힘을 빼는 것이다. 그리고 허리를 세워서 척추를 펴고 어깨 힘을 빼도록 하자.

02 | 자신도 모르게 다리를 꼬는 것은 무게중심이 어긋나 있기 때문이다.

인간은 원래가 좌우 비대칭인 생물이다. 더욱이 앉거나 걸을 때의 버릇에 따라 좌우의 차이가 커진다. 우리는 양쪽 다리로 균형을 맞추어 서 있다고 생각해도 무의식중에 다리를 꼬거나 한쪽 발을 들고 있거나 하기에 무게중심이 기울어진다.

그러면 좌우 혈액 흐름이 불균등해진다. 이 불균등을 바로잡기 위해 의자에 앉을 때 다리를 꼼으로써 좌우 엉덩이에 주는 압력을 바꾸어 혈액 순환을 균등하게 만들려고 하는 것이다. 다리를 꼬면 언제나 같은 다리를 위로 올릴 것이다. 이때 아래에 있는 다리가 항상 무게중심이 걸리는 축이다.

다리 꼬는 버릇을 고치려면 축이 되는 다리 쪽 엉덩이 아래에 수건을 끼우면 좋다. 그렇게 하면 무게중심의 치우침을 바로잡을 수 있다.

일상생활

03 | 바른 자세라고 생각하지만 '척추전만'인 사람이 많다.

올바르게 서는 법과 의자에 앉는 법은 28쪽에서 설명했다. 일본인은 새우등이 많다고 한다. 새우등은 호흡이 얕아지므로 좋은 자세라고 할 수는 없지만 좋은 자세를 잡으려고 가슴을 쫙 펴다가 척추전만(허리등뼈가 앞쪽으로 과도하게 굽어 있는 상태)이 된 사람도 많다. 벽 앞에 똑바로 서서 엉덩이와 머리를 벽에 붙였을 때 허리와 벽 사이에 주먹 하나 정도의 공간이 뜨는 사람은 척추전만이다.

애초에 인간의 몸은 무거운 머리를 두 다리로 지탱하고 있기에 앞으로 기울어지기 쉽다. 그래서 자세를 유지하기 위해 중요한 근육은 모두 몸 뒤쪽에 붙어 있다. 가령 골반과 이어지는 허벅지 뒤쪽 근육이 약하면 골반이 앞으로 넘어져 버린다. 그러면 균형을 잡으려고 가슴을 펴기 때문에 척추전만이 되어 버린다. 척추전만은 허리에 큰 부담을 준다.

04 | 몸이 뻣뻣하다는 것은 근육이 뭉친다는 것이다.

이것이 허리통증으로 직결된다. 책상에 오래 앉아있을 때 허리 통증이 발생하는 이유는 몸을 움직이지 않는 시간이 너무 길기 때문이다. 병원에서 이상이 없다고 진단받은 사람이 허리통증을 호소하는 경우 대부분은 '근육 경직'에 의한 것이다. 몸을 움직일 때 늘어나야 할 근육은 쭉 늘어나고 줄어들어야 할 근육은 제대로 줄어드는 것이 정상적인 상태다. 하지만 갑자기 잡아당기는 등 무리한 힘이 가해지거나 계속 앉거나 서 있어서 부하가 걸리면 근육은 손상으로부터 몸을 지키기 위해 반사적으로 수축한다.

작업 중에 허리가 뻣뻣해졌다고 느껴진다면 조금이라도 좋으니 허리를 움직여보자. 근육이 풀어져서 부드러워진다. 근육은 순간 적으로 수축함으로써 찢어지는 등의 손상으로부터 몸을 지킨다. 그러므로 과도한 근력운동은 근육을 경직시킴으로써 허리통증을 악화시킨다. 스트레칭을 할 때도 근육을 늘인다는 생각보다는 최대한 힘을 빼서 근육이 이완되는 것을 느끼는 게 효과적이다.

일상생활

05 | 허리를 뒤로 젖힐 때 아프다면 허리통증의 시작이다.

벽 앞에 섰을 때 벽과 허리 사이에 주먹이 들어가면 '척추전만' 이라고 앞장에서 말했는데, 허리통증이 있는 사람이 또 점검했으면 하는 것이 있다. 척추전만인 사람도, 새우등인 사람도 똑바로 누워 보기 바란다. 놀랍게도 척추전만인 사람뿐 아니라 새우등인 사람도 허리가 뜰 것이다. 이는 허리 뒤쪽 근육이 긴장되어 있기 때문이다. 허리통증이 심한 사람은 똑바로 눕는 것조차 힘들 것이다. 이번에는 무릎을 세워서 똑바로 누워 보자. 어떤가? 부담이 줄어서 허리가 바닥에 딱 붙을 것이다. 그 이유는 무릎을 세움으로써 배 근육이 이완되어 등 근육을 더는 당기지 않기 때문이다.

배 근육 중에서 가장 중요한 근육이 큰허리근이다. 큰허리근은 조골 아래 등뼈 · 허리등뼈부터 고관절에 걸쳐서 허벅지 뼈를 이어주는 심층근이다. 허리가 뜨는 것은 배의 근육이 긴장되어 힘이 빠지지 않는 상태임을 나타낸다. 그러면 단단해진 근육이 모세혈관 등을 압박하여 혈액 순환을 악화시키고, 통증이나 저림이 발생한다. 몸을 움직이면 일시적으로 순환되어 통증이 가라앉는다.

하지만 근육은 여전히 단단해서 같은 자세가 지속 되면 다시금 서서히 통증이 살아난다. 처음에는 허리를 뒤로 젖히면 아픈 정도 였는데 배 안쪽 근육뿐 아니라 주변 근육도 점차 경직되어 등 근 육이나 허벅지 근육이 당겨지므로 이번에는 허리를 굽히면 통증 이 생기게 된다. 단단해진 근육이 왜 이렇게까지 버티는가 하면, 근섬유가 찢어지지 않도록 자기방어 능력을 발휘하여 수축하는 것이다. 이런 상황에서 단단해진 근육을 억지로 늘려서는 안 된 다. 21쪽과 같은 자세로 이완시키는 것이 좋다.

일상생활

06 │ 의료용 코르셋 장치는 긴급 시에만 사용한다.

의료용 허리통증 코르셋에는 단단한 플라스틱과 금속, 천 등의 부드러운 소재로 만들어진 것 등이 있고 모양도 다양하다. 척추사이원반 탈출증이나 척주관 협착증, 허리 담 등으로 통증이 극심할 때는 코르셋을 입고 복압을 높여서 노뼈를 안정시켜 통증이 가라앉을 때까지 안정을 취한다. 입을 때는 혈액 순환을 방해하지 않도록 적절한 압력으로 조이는 것이 중요하다. 코르셋은 어디까지나 불안정한 노뼈를 고정하기 위한 것이므로 어느 정도 통증이 가라앉으면 벗도록 하자.

'예방을 위해' 계속 입고 있는 것은 좋지 않다. 원래 허리를 지지해야 할 복근과 등 근육이 움직이지 않기에 점점 쇠약해진다. 인터넷 쇼핑몰 등에서 새우등 교정 벨트 등을 판매하는데, 코르셋과 마찬가지 이유로 근육이 쇠약해져서 벨트를 벗었을 때 자력으로 몸을 지탱할 수 없게 되므로 추천하지 않는다.

07 | 만성 허리통증은 파스와 약, 주사로 완전히 낫지 않는다.

파스는 소염·진통제이기에 통증이 발생한 근육의 염증을 잠깐 진정시켜 줄 뿐이다. 통증의 원인을 없애주는 것이 아니다. 그래도 약효가 다해서 다시 붙이고 하다 보면 어찌어찌 통증이 가라앉곤 한다. 그러나 일상 생활습관이 변하지 않는다면 결국 통증은 다시 찾아온다. 그리고 또 파스를 떼고 붙이고를 반복하는 동안 효능이 없어진다. 진통제나 주사도 마찬가지다. 위나 피부에 문제를 일으키는 것도 있다.

통증이라는 것은 우리에게 위험을 알려주는 몸이 보내는 메시지다. 대증요법으로 통증을 없애면 허리통증으로 이어지는 나쁜 자세나 동작을 깨닫지 못한 채 증상을 점점 악화시킨다. 우리 접골원의 시술을 받아도 아플 때만 의지하는 것이라면 마찬가지다. 스스로 변화하고자 하는 의지가 가장 중요하다.

일상생활

08 계단을 오를 때 숨이 차는 것은 다리와 허리가 약해져 있다는 증거다.

배리어프리[7] 확산으로 대부분 역에 엘리베이터나 에스컬레이터가 설치되어 있다. 그러나 생활이 편리해짐에 따라 우리는 몸을 활용하지 않게 되었고, 몸이 본래 지니는 기능이 점점 약해져 버렸다. 무릎 관절이나 고관절, 다리나 엉덩이 근육이 약해지면 허리통증으로 직결된다.

뼈나 관절, 근육 등 운동과 관련된 기관이 쇠약해지거나 장애를 입어 돌봄이 필요한 상태, 혹은 필요해질 가능성이 큰 상태를 로코모티브 신드롬이라고 한다. 그렇게 되지 않으려면 건강할 때 꾸준히 운동하는 것이 매우 중요하다. 지난번 쓰쿠바익스프레스의 아키하바라역 계단에 '한 계단 오르면 칼로리 감소' 등의 표어가 적힌 것을 봤을 때 감탄했다. 역 계단을 이용하면 아침저녁 출퇴근 시 자연스럽게 운동할 수 있기 때문이다.

7　장애인, 노인 등 사회적 약자들이 편하게 살아갈 수 있게 물리적인 장애물, 심리적인 벽 등을 제거하자는 운동 및 정책

09 가방은 무게가 고르게 실리는 것을 추천한다.

등에 메는 가방을 배낭이나 백팩이라고 부르는데 최근에는 일상의 가벼운 외출에 편리한 용량이 작은 데일리 백도 인기다. 나일론이나 폴리에스테르 소재로 가볍고 질기며 패션 아이템으로서 활용도가 높다.

컬러풀하고 종류도 다양하고, 비즈니스용으로 점잖은 디자인도 많다. 양손이 자유로워 노트북이나 태블릿을 넣고 다니기에도 편리하다. 나는 정장을 입든 어디를 가든 데일리 백을 가지고 간다.

최근에는 남녀노소를 가리지 않고 쓰는 것 같다. 주의할 점은 짐의 위치다. 대부분 사람은 어깨끈을 길게 빼서 허리 즈음에 메곤 하는데 그러면 안 된다. 수납 부분이 허리 위로 오도록 조절하여 몸에 부담을 주지 않도록 해야 한다.

10 노트북, 스마트폰을 볼 때 몸을 숙이고 있지는 않은가?

노트북이나 스마트폰을 사용할 때는 앞으로 몸을 숙이기 쉽다. 하지만 노트북의 위치를 높이거나 스마트폰을 올려서 고개를 숙이지 않도록 하자. 앞으로 숙인 자세로 PC나 스마트폰을 장시간 보면 무거운 머리를 지탱하려는 목 아래 근육이 경직되어 목뼈의 전만 커브가 없어지는 일자목이 된다. 그러면 목이 시작되는 부분에 과도한 압력이 가해져서 목뼈 척추사이원반 탈출증(목 디스크) 등의 원인이 된다.

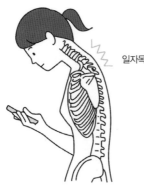

일자목

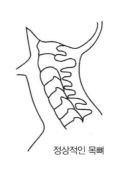

정상적인 목뼈

11 │ TV의 위치 때문에 허리통증을 경험하는 사람도 있다.

　많은 집에 TV가 있다. TV는 꽤 자리를 차지하기 때문에 어디에 두어야 할지 고민이 된다. TV와 소파가 마주 보지 않는 집도 흔히 보는데, 고개를 옆이나 혹은 비스듬히 화면을 계속 보면 자기도 모르는 사이에 자세가 나빠진다. 그것이 허리통증으로도 이어진다. 그림처럼 화면이 정면으로 보이도록 TV를 놓도록 하자.

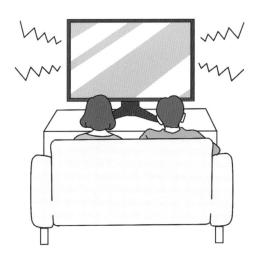

● 잠 ●

12 | 아침에 일어날 때 허리가 묵직한 사람은 허리통증 예비군이다.

아침에 깼을 때 왠지 모르게 허리가 묵직하고 나른한 사람은 허리통증이 있다는 자각이 없더라도 허리 근육이 경직된 상태라고 할 수 있다. 그것은 잘 때도 몸이 긴장되어 있다는 것을 의미한다. 취침 시에도 몸의 긴장 상태가 이어진다면 필연적으로 허리통증이 발생한다. 자율신경을 정돈하고 양질의 수면을 해 몸을 가볍게 하자. 질 좋은 잠을 위해 물을 마시는 것은 큰 도움이 된다.

실은 허리의 근육이 경직되는 원인은 배 속에 있는 큰허리근이 너무 이완되어 긴장하는 것이다. '허리가 묵직하네' 하는 느낌이 온다면 147쪽 그림①처럼 정좌 자세에서 상체를 앞으로 숙이고 힘을 빼면 배 근육을 이완시킬 수 있다. 일어날 때 허리가 묵직하거나 나른하다고 느낄 때는 이불 위에서 이 자세를 취하자.

침대나 이불에서 일어날 때는 아래 그림②처럼 옆을 보고 누운 후 무릎을 굽힌 후 팔로 상체를 버티면서 천천히 일어나자.

세수할 때도 무릎을 가볍게 굽혀서 허리를 말아 자세를 취하자 (그림③). 무릎을 편 채로 상체만 앞으로 숙이면 허리에 부담을 주기 때문이다.

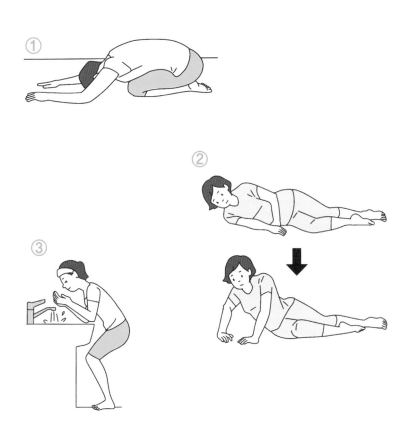

● 잠 ●

13 | 너무 오래 자면 허리통증이 생긴다.

평일에는 일이나 가사, 육아 등에 쫓겨서 제대로 수면 시간을 확보하지 못하는 사람이 많을 것이다. 그런 만큼 휴일에 잠을 지나치게 많이 보충하고 있지는 않은가? 필요한 수면 시간은 개인차가 있지만 대체로 7시간에서 8시간이라고 한다. 수면 부족이 좋지 않다는 사실은 모두 다 알지만, 너무 많이 자는 것도 좋지 않다고 한다.

이불이나 침대에 누워 있는 자세는 체중 40%의 무게가 허리에 실린다. 너무 오래 자면 허리통증을 악화시킬 뿐 아니라 혈액 순환을 방해한다. 더욱이 몸에 맞지 않는 침구를 이용한다면 그 영향은 더욱 커진다. 휴일이라고 늦잠을 자기보다는 매일 같은 시간에 일어나 곧바로 커튼을 젖혀서 아침 햇살을 맞는 습관을 들이자.

잠

14 | 자세를 바꾸지 못한 채 자고 일어나면 목이 결릴 수 있다.

아침에 일어나면 고개가 아파서 못 움직일 때가 있는데 이는 목 근처의 인대와 근육에 염증이 생긴 상태다. 파스를 붙이고 움직이지 않도록 하자. 평소에는 잠든 상태에서도 무의식적으로 몸의 위치를 바꾸어 한쪽에 부담이 집중되지 않도록 한다. 그러나 술을 너무 많이 마셨거나 피로가 쌓여 있으면 몸을 잘 뒤척이지 않게 된다.

수분과 미네랄 부족에 신경 씀으로써 잘 때 몸을 뒤척이지 않는 것을 예방하자. 일어났을 때 고개가 아프게 되는 원인 중 대부분은 옆으로 자거나 엎드려 자는 등의 자는 자세를 취하는 것이다. 높이가 안 맞는 베개나 너무 푹신한 매트리스를 사용하면 그럴 수 있다. 단 개중에는 내장의 질병이나 허리통증 등이 원인이 되어 몸을 뒤척이면 통증이 생기기 때문에 이런 경우 자세를 바꿀 수 없다.

15 | 평평한 이불, 수건 베개가 최고!

　허리통증 예방을 목적으로 침구를 고를 때 우선 중요한 것이 '매트리스의 단단한 정도'다. 너무 물렁물렁하면 허리가 잠긴다. 그렇다고 또 너무 단단하면 허리가 뜬다. 침구는 허리가 뜨지도 않고 잠기지도 않는 정도가 적당하다. 베개도 말랑말랑하고 너무 낮거나 단단하고 너무 높아서는 안 된다. 눈을 떴을 때 바로 위 천장이 보이는 높이가 좋다.

　나는 수건을 접어서 직접 베개를 만드는 것을 추천한다. 수건 등을 접어서 높이를 조절하기만 하면 된다. 군이 비싼 돈을 주고 베개를 사지 않아도 자신의 몸에 맞는 높이를 만들 수가 있다. 베개를 만드는 방법은 앞서 말했지만, 높이에 주의하며 잘 때 편한 베개를 만들도록 하자.

16 | 잠드는 순간만이라도 똑바로 눕자.

허리가 아파서 옆으로 누워야만 잘 수 있는 사람도 많다. 그러나 옆으로 누운 상태로 자면 아무래도 어깨가 굽어서 결리게 되고 일어나서 고개가 아프거나 심지어 어깨뼈 주변 근육이 이완된 채로 굳어 버려서 좌우 몸통 균형이 깨질 수도 있다.

잠자리에 들 때만이라도 똑바로 누워서 자는 것을 추천한다. 옆으로 누워야만 잠이 드는 사람은 어깨가 굽지 않도록 베개를 약간 높이고 무릎을 조금 구부려서 방석 등을 무릎 사이에 끼우도록 하자. 똑바로 누울 수 있는 사람은 수건 등을 말아서 무릎 아래를 받치고 무릎을 약간 굽힌 상태로 누우면 허리의 부담을 줄일 수 있다.

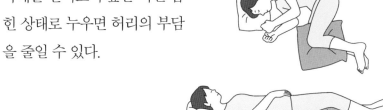

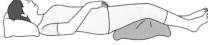

● 식습관 ●

17 | 눈 뜨면 한 잔, 뭘 마시지?
체온 정도의 맹물을 추천한다.

아침에 일어나면 정신을 차리기 위해서 커피나 녹차를 마시는 사람이 많을 것이다. 커피나 녹차, 홍차 등은 아시다시피 카페인이 다량 함유되어 있다. 카페인은 몸을 차갑게 하는 작용이 있으므로 아침 체온이 낮을 때 마시면 더욱 몸이 차가워져서 허리통증이 있는 사람에게는 좋지 않다. 공복에 마시면 위를 자극하여 입 냄새의 원인이 되기도 한다.

일어났을 때 허리가 묵직하게 느껴지는 것은 자는 동안 땀을 통해 수분이나 미네랄이 빠져나가 근육 경직과 척추사이원반증(60쪽 참조)에 의한 통증이 생기기 때문이다. 그러므로 아침에는 가장 먼저 물을 마시는 것이 중요하다. 추천은 체온 정도의 맹물이다. 흡수가 잘 되고 몸도 따뜻해진다.

18 | 대사증후군도 너무 마른 사람도 주의! 고단백 식사를 하자.

비만·고혈당·고지질·고혈압이 결합 된 상태를 '대사증후군'이라고 한다. 비만인은 허리통증도 생기기 쉽다. 한편 젊은 여성이나 고령자가 너무 말랐다면 골다공증으로 이어진다. 근육과 머리카락, 장기 등 인체의 모든 부분은 단백질로 이루어져 있다. 즉 근육의 질을 높이고 허리통증을 개선하기 위해서는 양질의 단백질 섭취가 필요하다.

인체는 100% 자신이 먹은 것으로 이루어져 있다. 나는 '과식하지 않는다', '몸에 좋은 것을 먹는다', '나쁜 것을 몸에 넣지 않는다'라는 세 가지 원칙을 가지고 있다. 이 세 개가 기본이라고 생각한다. 먹거리는 식품첨가물이 많지 않거나 가공식품이 아닌 것으로, 채소는 농약이 적은 것을 고르고 자연의 식품을 먹으려고 노력하자.

19 주스는 당분이 많으므로 생채소 샐러드로 몸을 식히자.

과장해서 말했지만, 아침으로 주스를 마시거나 샐러드를 먹지 말아야 하는 것은 아니다. 조금쯤 주의를 기울였으면 하는 것이 몸이 차가워지는 것과 당분, 지질의 과다 섭취다. 100% 과일 주스라 해도 제조법에 따라 생과일주스, 스트레이트 주스, 농축 환원 주스로 나뉜다. 오렌지만 그런 것은 아니지만 애초에 원료가 되는 과일이나 채소는 당분이 높으므로 너무 많이 마시지 않았으면 한다. 특히 농축 환원의 경우 가공 과정에서 아무래도 향과 단맛이 날아가 버리기에 수분을 더할 때 향료와 과당을 첨가한다.

참고로 스트레이트 주스는 유통을 위해 가열살균된 것이며, 프레시 주스에 비하면 비타민과 식이섬유 등이 감소하므로 농축 환원과 영양소 함유량은 크게 차이가 없다. 샐러드는 몸을 차게 만든다. 생채소를 많이 먹기는 힘들고 마요네즈나 드레싱을 뿌리면 지질을 과다 섭취하게 된다. 그래서 오일이 들어있지 않은 드레싱을 뿌린다는 사람도 있을지 모르지만, 오일 대신 안정제로 풍미를 내기 때문에 설탕을 뿌리는 것과 마찬가지다. 안정제는 조미료나

과자 등 온갖 식품에 들어있다.

당분과 지질은 왜 허리통증에 나쁠까? 당분은 몸을 차갑게 하고 위장에 해롭다. 배를 눌러 보았을 때 부은 것 같은 느낌이 든다면 위장이 상해 있는 것인지도 모른다. 위장과 허리통증은 그다지 상관이 없다고 생각할지도 모른다. 그러나 위장을 비롯한 내장은 '복막'이라는 막을 사이에 두고 허리 근육과 뼈에 부착되어 있다. 위장이 상하면 안쪽에서 허리를 당기기 때문에 허리통증으로 이어진다. 지질 과다는 동맥 경화를 일으키고 근육의 혈액 순환을 방해한다. 당분과 지질 모두 칼로리가 높다. 비만은 허리통증의 커다란 적이다.

식습관

20 | 편의점 도시락은 식이섬유나 영양소가 부족하기 쉽다.

요즘 나오는 편의점 도시락은 메뉴가 다채롭고 칼로리나 영양 성분까지 표시되어 있어서 편리하다. 그러나 일본 국민 생활 센터의 조사에 따르면 위생 관리 차원에서 애초에 채소류가 적고 제조로부터 10시간 이상 지나 구매하므로 비타민이나 미네랄을 거의 섭취하기 힘든 것도 있다고 한다. 또 염분의 과다, 튀김 기름의 산화, 감칠맛 등을 내기 위해 글루타민산나트륨이나 글리신 등을 많이 첨가했다고 지적했다. 편의점 도시락을 살 때는 식이섬유가 많은 컵당면이나 뼈를 튼튼히 하기 위해 우유, 요구르트 등을 추가하면 좋다. 하루에 필요한 영양소를 다른 보충할 수 있도록 식사에 신경 쓰자.

21 | 다리에 쥐가 나는 것은
수분과 미네랄이 부족하다는 증거다.

다리에 쥐가 나 본 경험은 모두 있을 것이다. 대부분 종아리에 잘 생긴다. 그 외에도 목이나 어깨, 손가락에 쥐가 나기도 한다. 이는 몸에 수분이 부족해서 근육이 뭉치기 쉬운 상태이다. 운동 중이나 수면 중, 발작 중에는 근육이 과잉 수축하여 극심한 통증과 함께 경련이 일어난 상태가 수십 초 이어진다. 종아리에 쥐가 났을 때는 아픈 다리의 발가락을 뒤로 꺾어서 환부의 근육을 이완시키면 좋다.

몸이 차가워지면 혈관이 수축하여 혈액 순환이 악화하여 근육에 산소와 영양소가 잘 도달하지 않는다. 자고 있을 때는 근육의 긴장을 일정하게 유지하는 센서가 작동하지 않기 때문에 쥐가 잘 난다. 근육의 조절에 관여하는 마그네슘을 미역이나 낫토, 우유 등으로 보충하고, 취침 전에 물 한 잔을 마시는 것 등이 예방책이 될 수 있다.

식습관

22 | 사우나 후의 맥주는 위험! 무서운 병으로 이어질 수도 있다.

피로는 긴장감에서 오는 혈액 순환의 악화가 영향을 주므로 온천이나 사우나에 들어가 혈관이 확장되어 있으면 몸이 개운하게 피로가 풀린다. 사우나를 한 후 찬물 욕탕에 들어가면 혈관이 수축하여 몸이 차가워지는 것을 늦춘다. 온·냉수욕을 반복하면 혈관의 펌프 작용이 활발해지고 자율신경의 균형도 맞춰준다.

허리 근육이 약간 부어 있는 정도일 때는 온찜질로 풀어주는 것이 좋지만, 담이 왔을 때나 척추사이원반 탈출증 등 통증이 심할 때는 따뜻하게 하면 오히려 염증을 악화시킨다. 더 무서운 것은 혈중 수분이 줄어 혈액이 끈적끈적해지는 것이다. 혈전이 만들어지기 쉬워서 뇌경색이나 심근경색 등의 위험이 커진다. 맥주는 이뇨 작용이 강하므로 사우나 직후에 마시면 위험하다.

23 | 연골 성분이 증가하는 영양제는 없다.

　무릎이나 허리, 어깨 관절통에 도움을 주는 영양제로써 글루코사민이나 콘드로이틴, 프로테오글리칸, 콜라겐 등을 이야기한다. 다양한 성분이 좋다고들 하니, 각종 언론의 광고에서 체험담을 보면 나도 모르게 혹하는 것도 이해는 간다. 영양제를 먹고 통증이 줄었다는 환자도 있지만, 기분 탓이 크지 않을까 싶다.

　애초에 매일 먹으려면 값이 비싼 제품이 많기에 부담이 될 뿐 아니라 결국 자세가 무너진 상태로는 해결되지 않는다. 언제 다시 통증이 생겨도 이상하지 않은 폭탄을 안고 있는 것과 같다. 근본을 해결하지 않는다면 통증은 다시 찾아올 수밖에 없다. 심지어 영양제 중에는 질이 좋지 않은 것도 있다. 먹기 전에 전문의에게 성분 등을 확인받으면 그나마 마음을 놓을 수 있다. 손쉽고 오래가는 치료 방법은 스스로 생활습관을 개선하는 것이다.

식습관

24 | 술·담배가 허리통증을 악화시키기도 한다.

'담배는 백해무익'이라는 말이 있듯이 허리에도 좋지 않다. 흡연으로 인해 여성호르몬이 부족해지고, 칼슘 흡수율을 떨어뜨려서 골밀도를 떨어뜨린다. 만성적인 비타민C 부족을 일으켜 피부노화와 함께 척추사이원반 노화를 앞당긴다. 자연스럽게 허리통증이 생기기 쉽다. 담배에 들어있는 니코틴은 척추사이원반 주변의 모세혈관을 수축시켜 영양분이 충분히 전달되지 않기 때문에 척추사이원반증을 일으킬 수도 있다. 허리통증이 있는 사람은 간접흡연도 조심해야 한다.

술을 마시면 허리통증이 생기는 사람은 의외로 많다. 마시는 동안에는 마음이 풀려서인지 등이 굽는 것도 하나의 요인이다. 일시적으로 몸이 따뜻해지지만 열이 순식간에 빠져나가 금세 몸이 차가워진다. 그리고 알코올뿐 아니라 안주로 먹는 튀김류나 염분이 내장을 불편하게 해서 허리통증으로 이어지기도 한다.

25 | 허리통증이 있는 사람 대부분은 무릎 통증도 있다.

허리통증으로 우리 접골원에 오시는 분들 대부분이 무릎 통증을 함께 호소한다. 이야기를 들어보면 다음과 같은 흐름이 전형적이다. "어느 날 일어설 때 갑자기 무릎이 아프더니 조금 지나니까 계단을 오르내리거나 오래 걸을 때도 아프더라고요. 그래서 무릎을 짚고 걸으니까 허리도 아프기 시작했어요." 그중에는 맨 처음 언제 무릎이 아팠는지 잊어버린 분도 있다.

몸은 서로 연결되어 있으므로 무릎이 안 좋아지면 허리에도 영향을 준다. 원래 완만한 S자 곡선을 그리는 등뼈가 틀어지고, 무게 중심의 균형이 무너지기 때문이다. 그러면 골반이 앞으로 기울어 척추전만이 되거나 뒤로 치우쳐 새우등이 된다. 혹은 골반이 좌우로 기울어 다리 길이가 바뀌는 경우도 있다. 무릎 통증, 허리통증의 근본 원인은 걷는 자세에 있다고 생각한다.

● 걷기 ●

26 | 걷기는 허리통증이 없거나 가벼운 사람만 가능하다.

걷기는 전신에 신선한 혈액을 공급하는 유산소운동이다. 자율신경을 안정시키고 스트레스를 줄여주는 효과가 있다. 고령자도 가볍게 할 수 있고 심폐 기능이 좋아진다. 리듬 좋고 올바른 자세로 걷는다면 다리와 허리가 튼튼해지고 하반신의 혈액 순환도 개선되므로 허리통증 예방에는 더할 나위 없다.

단, 허리통증이 심할 때 너무 많이 걸으면 증상을 악화시킨다. 애초에 허리통증이 있는 사람은 좌우 근육을 불균형하게 쓰는 것이 허리통증의 원인이므로 오히려 허리에 부담을 준다. 걷더라도 허리통증이 나은 후에 걷도록 하자. 오래 걸을 필요는 없다. 몸이 힘들면 무의식중에 편한 자세로 걷게 되기 때문에 오히려 도움이 안 된다.

걷기

27 | 발목을 유연하게 만들어서 허리통증을 예방하자.

발목을 제대로 못 쓰는 사람은 발목이 두꺼워진다. 예전에는 화장실에서 쭈그려 앉아 볼일을 보았기 때문에 발목 관절이나 아킬레스건이 유연했다. 발목이 굳으면 혈중 수분과 림프액이 잘 순환되지 않아 노폐물이 쌓이고 부어서 무릎 관절과 고관절도 연쇄적으로 굳는다. 그러면 착지의 충격이 허리에 직접 전달된다.

발목의 움직임을 관장하는 것은 종아리 안쪽에 있는 가자미근이다. 종아리는 '제2의 심장'이라고도 불리며, 혈액을 심장으로 되돌리는 펌프 역할을 한다. 똑바로 누워서 팔과 다리를 위로 들고 흔들면 발목과 종아리의 가자미근의 유연성이 향상되고 전신의 힘이 빠진다.

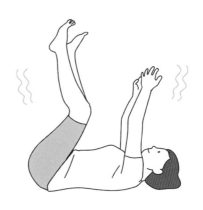

● 걷기 ●

28 | 신발 밑창이 닳는 모양을 보면 어떻게 걷는지 알 수 있다.

엄지발가락 쪽 발끝과 뒤꿈치 바깥쪽이 닳아 있다면 올바르게 걷는 사람이다. 걸을 때는 165쪽 그림처럼 우선 뒤꿈치로 착지해서 그다음 발바닥 전체가 닿도록 발목을 앞으로 기울인다. 그다음 마지막으로 엄지발가락 쪽 발끝으로 제대로 땅을 디딘다.

신발 밑창이 닳아 있는 모양을 보면 어떻게 걷는지 금방 알 수 있다. 발가락이 시작되는 부분과 뒤꿈치가 닳아 있는 사람을 발가락을 띄운 채 뒤꿈치로 걷기 때문에 아킬레스건이 수축해 종아리가 굳는다. 뒤꿈치가 닳은 채로 걸으면 무릎이 굽어서 새우등이 되어 허리통증의 원인이 된다.

안쪽이 닳아 있는 사람은 뒤꿈치뼈가 안쪽으로 무너져서 다리가 X자 모양일 것이다. 그러면 발바닥의 아치가 없어져서 평발이나 무지외반증이 된다. 바깥쪽이 닳아 있는 사람은 뒤꿈치뼈가 바깥쪽으로 무너져서 O자 모양일 것이다. 착지할 때의 충격이 직접, 무릎이나 고관절로 전해져서 결국 통증을 호소하게 된다.

이들 모두는 발가락이 제대로 지면에 닿게 걷지 않는다는 증거다. 발가락으로 지면을 제대로 밟으면서 걸어야만 발바닥 아치가 생겨서 유연성 있게 착지의 충격을 흡수할 수 있다.

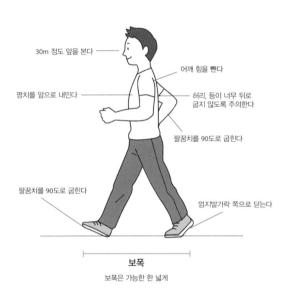

30m 정도 앞을 본다

어깨 힘을 뺀다

명치를 앞으로 내민다

허리, 등이 너무 뒤로 굽지 않도록 주의한다

팔꿈치를 90도로 굽힌다

팔꿈치를 90도로 굽힌다

엄지발가락 쪽으로 딛는다

보폭

보폭은 가능한 한 넓게

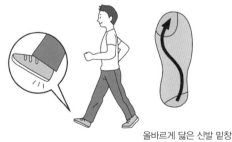

올바르게 닳은 신발 밑창

이 책 『하루 물 2L로 허리통증 없애기』를 읽어 주셔서 진심으로 감사드립니다. 저도 몇 년 전 허리통증과 디스크 증상 때문에 무척 힘들었던 시절이 있었습니다. 어떤 자세를 취해도 통증과 저림이 느껴졌습니다. 증상이 심할 때는 10m도 걷기 힘들 정도로 고통스러웠습니다.

병원에서 X-Ray와 MRI를 찍고 영상 진단을 받고 주사나 파스 등도 썼고, 접골원 등에도 다닌 경험이 있습니다. 당장은 좋아져도 다시 통증이 올라왔고, 결국 몇 번이고 허리통증이 재발했습니다.

그때 깨달았습니다. 내 몸인데 다른 사람에게만 맡겨두고 진지하게 내 몸과 건강과 직면하지 않았다는 사실을요. 그렇습니다. 내 몸인데도 병원이나 접골원 접골원, 치료자 탓으로 돌려왔던 것입니다.

결국, 내 몸은 내가 치료해야 합니다. 인간에게는 다쳤을 때 자기를 재색하고 치료하는 능력이 있습니다. 전혀 낫지 않는다는 것은 무언가 내 일상생활에 문제가 있는 거라는 사실을, 고통스러운 허리통증을 스스로 경험하고 나서야 깨달았던 것입니다.

저는 접골원을 운영하고 있어서 환자에게 자주 이런 질문을 받습니다. 진짜 낫나요? 정말로 좋아지나요? 확실히 나을 거라고 생각하지만, 치료를 하는 것은 환자 자신입니다. 치료자가 지녀야 할 생각으로서 올바른지는 모르겠지만 환자 스스로 나으려는 의지를 내지 않으면 나을 병도 낫지 않는다고 생각합니다.

아무리 좋은 치료를 한다 해도 환자가 지금까지의 생활을 바꾸지 않는 한 나쁜 버릇이 남은 채로는 아무리 시간이 지나도 증상은 좋아지지 않습니다. 우리 치료자는 환자의 통증이나 저림에 대해 어떻게 하면 빨리 낫는지, 어떤 점에 유의하면 좋은지, 그리고 환자가 통증이나 저림이 나아졌을 때 어떤 미래를 원하는지에 대해 잘 아는 전문가로, 환자의 곁에 있으면서 도와주는 역할을 담당한다고 생각합니다.

책을 집필하는 동안 '허리통증은 이렇게만 하면 낫는다'라고 쓰면 허리통증에 도움을 받고 싶은 독자들이 벌떼처럼 달려들지도 모른다는 생각도 들었습니다. 하지만 곧 본질은 그것이 아니라는 생각이 들었습니다. 인간 몸의 기초를 파악하고, 몸에 아주 중요한 요소인 물을 제대로 섭취해야 합니다.

수분을 보충하세요. 그런 다음 허리통증 개선 기술이나 치료를 해야만 그 효과가 충분히 발휘됩니다. 우선 자신의 몸과 직면하는 것부터 시작해 보세요. 지금 상태보다 좋아지기 위해 어떻게 해야 할지 생각해 보는 겁니다. 이 책이 그 첫걸음이 된다면 더없이 기쁠 것입니다. 책을 출간하는 데 도움을 주신 많은 분께도 감사의 말씀을 전합니다. 정말 고맙습니다.

다카하시 요헤이

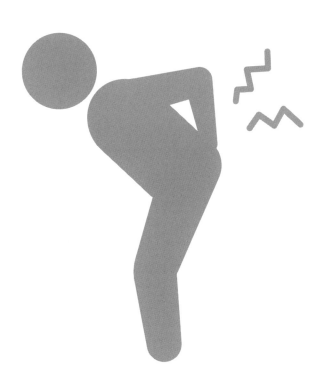

하루 물 2L로
허리통증 없애기

초판인쇄 2024년 9월 30일
초판발행 2024년 9월 30일

글쓴이 다카하시 요헤이
감수자 우메쓰 히로시
옮긴이 박제이
발행인 채종준

출판총괄 박능원
국제업무 채보라
책임편집 구현희
디자인 서혜선
마케팅 전예리 · 조희진 · 안영은
전자책 정담자리

브랜드 라라
주소 경기도 파주시 회동길 230(문발동)
투고문의 ksibook13@kstudy.com

발행처 한국학술정보(주)
출판신고 2003년 9월 25일 제406-2003-000012호
인쇄 북토리

ISBN 979-11-7217-513-9 03510

라라는 건강에 관한 도서를 출간하는 한국학술정보(주)의 출판 브랜드입니다.
라라란 '흥겹고 즐거운 삶을 살다'라는 순우리말로,
건강을 최우선의 가치로 두고 행복한 삶을 살자는 의미를 담고 있습니다.
'건강한 삶'에 대한 이정표를 찾을 수 있도록, 더 유익한 책을 만들고자 합니다.